D1687353

MONOGRAPHIEN AUS DEM GESAMTGEBIETE DER PSYCHIATRIE

MONOGRAPHIEN AUS DEM GESAMTGEBIETE DER PSYCHIATRIE

Herausgegeben von
H. Hippius, München · W. Janzarik, Heidelberg · C. Müller, Onnens (VD)

Band 82	**Qualitative Diagnostikforschung** Inhaltsanalytische Untersuchungen zum psychotherapeutischen Erstgespräch Von J. Frommer (ISBN 3-540-60956-3)
Band 83	**Familiendiagnostik bei Drogenabhängigkeit** Eine Querschnittstudie zur Detailanalyse von Familien mit opiatabhängigen Jungerwachsenen Von R. Thomasius (ISBN 3-540-61003-0)
Band 84	**Psychische Störungen bei Krankenhauspatienten** Eine epidemiologische Untersuchung zu Diagnostik, Prävalenz und Behandlungsbedarf psychiatrischer Morbidität bei internistischen und chirurgischen Patienten Von V. Arolt (ISBN 3-540-63142-9)
Band 85	**Subsyndrome der chronischen Schizophrenie** Untersuchungen mit bildgebenden Verfahren zur Heterogenität schizophrener Psychosen Von J. Schröder (ISBN 3-540-63830-X)
Band 86	**Kosten und Kostenwirksamkeit der gemeindepsychiatrischen Versorgung von Patienten mit Schizophrenie** Von H.J. Salize und W. Rössler (ISBN 3-540-64540-3)
Band 87	**Psychosen des schizophrenen Spektrums bei Zwillingen** Ein Beitrag zur Frage von Umwelt und Anlage in der Ätiologie „endogener" Psychosen Von E. Franzek und H. Beckmann (ISBN 3-540-64786-4)
Band 88	**Arbeitsrehabilitation in der Psychiatrie** Prospektive Untersuchungen zu Indikationen, Verläufen und zur Effizienz arbeitsrehabilitativer Maßnahmen Von T. Reker (ISBN 3-7985-1141-1)
Band 89	**Borna Disease Virus** Mögliche Ursache neurologischer und psychiatrischer Störungen des Menschen Von K. Bechter (ISBN 3-7985-1140-3)
Band 90	**Psychiatrische Komorbidität bei Alkoholismus und Verlauf der Abhängigkeit** Von M. Driessen (ISBN 3-7985-1169-1)
Band 91	**Psychopathologische und SPECT-Befunde bei der produktiven Schizophrenie** Von R.D. Erkwoh (ISBN 3-7985-1187-X)
Band 92	**Soziokulturelle Faktoren und die Psychopathologie der Depression** Empirische Untersuchungen zum pathoplastischen Einfluß soziokultureller Lebensformen bei der Melancholie Von D. Ebert (ISBN 3-7985-1185-3)

D. Ebert

Soziokulturelle Faktoren und die Psychopathologie der Depression

Empirische Untersuchungen zum pathoplastischen Einfluß soziokultureller Lebensformen bei der Melancholie

STEINKOPFF
DARMSTADT

Priv.-Doz. Dr. Dieter Ebert
Universitätsklinik für Psychiatrie und Psychosomatik
Abteilung für Psychiatrie und Psychotherapie mit Poliklinik
Hauptstraße 5
D-79104 Freiburg

Die Deutsche Bibliothek – CIP-Einheitsaufnahme
Ebert, Dieter: Soziokulturelle Faktoren und die Psychopathologie der Depression / Dieter Ebert. – Darmstadt: Steinkopff, 1999
(Monographien aus dem Gesamtgebiete der Psychiatrie; Bd. 92)
ISBN 3-7985-1185-3

Dieses Werk ist urheberrechtlich geschützt. Die dadurch begründeten Rechte, insbesondere die der Übersetzung, des Nachdrucks, des Vortrags, der Entnahme von Abbildungen und Tabellen, der Funksendung, der Mikroverfilmung oder der Vervielfältigung auf anderen Wegen und der Speicherung in Datenverarbeitungsanlagen, bleiben, auch bei nur auszugsweiser Verwertung, vorbehalten. Eine Vervielfältigung dieses Werkes oder von Teilen dieses Werkes ist auch im Einzelfall nur in den Grenzen der gesetzlichen Bestimmungen des Urheberrechtsgesetzes der Bundesrepublik Deutschland vom 9. September 1965 in der Fassung vom 24. Juni 1985 zulässig. Sie ist grundsätzlich vergütungspflichtig. Zuwiderhandlungen unterliegen den Strafbestimmungen des Urheberrechtsgesetzes.

© 1999 by Dr. Dietrich Steinkopff Verlag, GmbH & Co. KG Darmstadt
Verlagsredaktion: Sabine Ibkendanz – Herstellung: Renate Münzenmayer
Umschlaggestaltung: Erich Kirchner, Heidelberg

Printed in Germany

Die Wiedergabe von Gebrauchsnamen, Handelsnamen, Warenbezeichnungen usw. in dieser Veröffentlichung berechtigt auch ohne besondere Kennzeichnung nicht zu der Annahme, daß solche Namen im Sinne der Warenzeichen- und Markenschutz-Gesetzgebung als frei zu betrachten wären und daher von jedermann benutzt werden dürften.

SPIN 10729038   85/7231-5 4 3 2 1 0 – Gedruckt auf säurefreiem Papier

Inhaltsverzeichnis

1. Einführung 1
   1.1 Begriffliche Vorbemerkungen 1
   1.2 Entwicklung von Thema und Fragestellung 3
   1.3 Fragestellung 5

2. Allgemeine Vorbemerkungen zur Methodik 7

3. Bisherige Konzeptionen und empirische Befunde 9
   3.1 Intrakulturelle Psychopathologie 9
   3.2 Interkulturelle Psychopathologie 14

4. Empirischer Teil 17
   4.1 Vorbemerkungen zur speziellen Methodik 17
   4.2 Die Untersuchungsinstrumente 19
   4.3 Die statistischen Verfahren 27
   4.4 Die Darstellung der Ergebnisse 28
   4.5 Untersuchung I: Der epochale Gestaltwandel 28
   4.6 Untersuchung II: Der Vergleich verschiedener Bildungsschichten 44
   4.7 Untersuchung III: Vergleich deutscher und ausländischer Staats-
       angehöriger.Teil 1 57
   4.8 Untersuchung IV: Vergleich deutscher und ausländischer Staats-
       angehöriger Teil 2 72

5. Zusammenfassung der empirischen Ergebnisse und der
   Diskussionen mit Beantwortung der Fragestellung 81

   5.1 Zusammenfassung der empirischen Daten 81
   5.2 Zusammenfassende Beantwortung der Fragestellung 82

6. Ausblick auf die klinische und theoretische Bedeutung 89

Anhang 91

Literaturverzeichnis 97

1. Einführung

1.1 Begriffliche Vorbemerkungen

Die Begriffe "affektive Psychose, depressive Episode, Major Depression, Melancholie und endogene Depression" und "soziokulturelle Faktoren und Lebensformen" können heute in Abhängigkeit vom jeweiligen Untersucher bezüglich Begriffsgrenzen und -umfang verschiedene Bedeutungen annehmen, so daß einleitend eine Eingrenzung dieser für die Thematik wesentlichen Termini notwendig ist.

1.1.1 Affektive Psychose, depressive Episode, Melancholie und endogene Depression

"Für die affektiven Psychosen - manche mögen den Ausdruck nicht - sind sehr verschiedene Bezeichnungen im Gebrauch" (153). Dieser Satz Weitbrechts gilt unverändert, so, wenn in der 9. Revision der "International Classification of Diseases" (25) unter der Rubrik "Dazugehörige Begriffe" bei den affektiven Psychosen u. a. endogene Depression, depressive Psychose, manisch-depressive Psychose oder Melancholie aufgeführt wurden, oder, wenn aus der „Problematik des Psychosebegriffes" (4) dessen Lösung gleichsam in seiner begrifflichen Absenz gesucht wird und deswegen in neueren Klassifikationssystemen wie DSM-IV oder ICD-10 stattdessen der Begriff der affektiven Störung eingeführt wird (26, 61), unter diesem Oberbegriff nach wie vor aber z. B. Melancholie, endogene Depression oder manisch-depressive Psychose erwähnt und diese vergleichbar der traditionell eingeführten Begriffs- und Symptombestimmung der affektiven Psychosen beschrieben werden. Die Varianz der Deskription verbirgt also nur die Konstanz der Entität. Auch im folgenden sollen deswegen diese Bezeichnungen als gleichbedeutend verwendet werden für die depressiven Syndrome rezidivierender affektiver Psychosen oder Störungen, von denen die vorliegende Untersuchung ausschließlich handelt. Dieses Verfahren ist gerechtfertigt, weil unter den erwähnten und auch anderen Bezeichnungen, wie Zyklothymie, die Symptomatik dieser Störungen seit den älteren Lehrbüchern (42, 76) oder späteren Monographien (84, 149) bis hin zu gegenwärtigen Handbüchern (15, 31a, 58, 82, 143, 151, 153) relativ ausführlich und im wesentlichen übereinstimmend beschrieben wurde. Diese Gemeinsamkeiten bleiben unabhängig davon bestehen, daß theorie- und begriffsgeschichtlich zwischen den verschiedenen Termini differenziert werden kann (128), oder mit der Abgrenzung bipolarer

Verlaufsformen, die hier nicht gesondert berücksichtigt werden, weitere Unterteilungen möglich sind (115).

Als zweiter wesentlicher Kritikpunkt am Begriff der affektiven Psychosen neben den Vorbehalten gegenüber dem Psychosebegriff an sich gilt, daß die Entwicklung operationalisierter Diagnosekriterien bisher wenig gelungen ist. Gerade die charakteristischen Merkmale dieser Krankheit sind allerdings am wenigsten operationalisierbar. Was in einer vertieften psychopathologisch-phänomenologischen Betrachtung als wesentlich melancholisch herausgestellt wurde, kann in den Klassifikationsversuchen keine Berücksichtigung finden (82). Entsprechend wird in der vorliegenden Arbeit nur auf nach bisherigen Erkenntnissen typische affektive Psychosen Bezug genommen, affektive Störungen mit untypischer Psychopathologie, untypischem Schweregrad oder Verlauf hingegen, deren Zuordnung zu den Melancholien oder depressiven Episoden Gegenstand der Diskussion ist, und die unter der Bezeichnung "Syndrom der Mißbefindlichkeit" zusammengefaßt wurden (98), werden zugunsten einer exakten Begriffseingrenzung nicht berücksichtigt.

1.1.2 Soziokulturelle Faktoren, Systeme und Lebensformen

In dem Begriff sind zwei Perspektiven enthalten, die soziale mit der Thematisierung von Sozial- und Gesellschaftsstruktur, und die kulturelle mit der Thematisierung von Kultur als "System kollektiver Sinnkonstruktionen, mit denen Menschen die Wirklichkeit definieren" (106). Wegen des prinzipiellen, wenn auch nicht einheitlich erklärten Zusammenhangs zwischen Sozialstruktur und Kultur (48) oder Kultur und Gesellschaft (106), und weil eine Differenzierung beider Bereiche bei der gegenseitigen Durchdringung nicht gelingen kann, werden in dieser Untersuchung, gesellschaftswissenschaftlicher wie psychiatrischer Tradition folgend, die bedeutungsgleichen Begriffe "Soziokulturelle Faktoren, Systeme oder Lebensformen" verwendet (12, 41, 51, 91, 94, 102, 154). Unter soziokulturellen Lebensformen wird dabei verstanden eine "komplexe Weise der Lebensbewältigung, die von bestimmten Vorstellungen, Ideen und Werten getragen wird, durch spezifische Normen, Sanktionsmechanismen und Strukturverhältnisse das Zusammenleben reguliert und im alltäglichen Handeln von Menschen zum Ausdruck kommt" (51). Die hier gemeinte Begriffsverbindung läßt sich auch in einem funktionalistisch orientierten Kontext definieren: "Die Funktion des sozial-kulturellen Systems ist die Generalisierung des sozialen Handlungsspielraums durch die soziale Konstruktion von gemeinsamen Symbolsystemen" (102). Eine soziokulturelle Lebensform "betrifft gewöhnlich kleinere oder größere Kollektive: es gibt Familien-, Berufs- und Verbandslebensformen sowie Lebensformen ganzer Völker und Kulturgemeinschaften" (51, 108, 131a). Die zunehmende Indeterminiertheit der Subjekte durch die tradierten, oben genannten Verbünde und der Zuwachs der individuellen Möglichkeitsspielräume jenseits vertikaler und horizontaler gesellschaftlicher Grenzen und Schichten hat die soziokulturellen Systeme in der Gegenwart neu definiert: Die wertebedingten Lebensformen laufen jenseits der tradierten Bruchlinien, und im Rahmen der Hedonisierung und Ästhetisierung des Alltagslebens finden sie Ihren jeweiligen Ausdruck in Geschmack und Vorlieben (131a). Orientierung verschiebt sich zunehmend hin zur Individualität und dem Projekt des schönen Lebens, die sich erst als Rubrik auf die Vergangenheit erneut in Wertsystemen sammelt. Bei der Analyse der Gesamtkonstellation sozialer Milieus ergibt sich so nicht ein horizontales Nebneinander oder eine Hierarchie. Die gegenwärtige Milieustruktur, um die es hier geht, organisiert sich neu jenseits klassischer ökonomische Semantik hin zu moderner psychophysischer Semantik, die ihren Rückhalt in Wertsystemen und der Alltagsästhetik findet.

In modernen pluralistischen Gesellschaften gibt es so eine Vielzahl verschiedener, teilweise antagonistischer Lebensformen, die in enger Verknüpfung mit dem beschleunigten sozialen Wandel einen dynamischen Charakter angenommen haben, so daß auch in der vorliegenden Untersuchung nur eine Auswahl soziokultureller Faktoren untersucht werden kann. Besondere Beachtung bei dieser Auswahl sollen dabei im Hinblick auf die psychiatrische Fragestellung mit ihren bisherigen Antworten (63, 64, 65, 89, 91, 94, 122, 136, 154) die mit den verschiedenen soziokulturellen Lebensformen verbundenen soziokulturellen Werte finden. Diese werden hier verstanden als "geschichtlich entstandene, kulturell relative, sozialstrukturell und individuell unterschiedlich ausgeprägte sowie gesellschaftlich wandelbare Orientierungsstandards" (51) oder ähnlich als "basales Ordnungskonzept und Orientierungsleitlinie" (72). Diese Definitionen stellen, wie jede Definition, eine Konvention dar, es sind sowohl andere soziokulturelle Wertedefinitionen möglich, als auch ein prinzipiell anderes Werteverständnis, z. B. ein individuell-psychologisches (zur Problematik des Wertebegriffs vergleiche 51, 72, 102). Dabei ist die oben getroffene Feststellung zu berücksichtigen, daß die zunehmende Verschiedenartigkeit der Menschen auch nur ein Indiz für eine doch wieder grundlegende Gemeinsamkeit ihrer Werte sein kann: Innenorientierte Lebensauffassungen, subjektzentriert, vedrängen die außenorientierten. Typisch ist das Projekt des schönen Lebens mit Erlebnisrationalität und Funktionalisierung des Seins im Dienste der ichbezogenen Selbstverwirklichung. Dieser Wertewandel und Wechsel der Lebensauffassungen ist es, der die heutige Erlebnisgesellschaft (131a) konstituiert mit ihren Milieus, die sich in der Varianz der depressiven Inhalte reflektieren muß.

1.2 Entwicklung von Thema und Fragestellung

Die Frage nach der Beziehung von soziokulturellen Lebensformen und der Psychopathologie affektiver Störungen ist nur Teil der umfassenderen, sie begründenden Frage nach der Beziehung von Umwelt und affektiven Psychosen. Dahinter, gleichsam als Fundament, steht das Problem, daß Psychiater wie WEITBRECHT genauso formulierten wie es auch heute noch die Forschung bewegt: "Das Zentralproblem der endogenen Psychosen schlechthin, dasjenige der Wechselwirkung von Anlage und Umwelt" (97).

Aus der dem Endogenitätsbegriff immanenten Spannung, einerseits eine biologisch-organische Krankheitserklärung zu fordern, diese aber bisher nicht widerspruchsfrei für alle Krankheitsaspekte liefern zu können, entstand mit diesen Fragen das auch heute gültige Postulat einer multikonditionalen Betrachtungsweise der Endogenität, in diesem

Falle der affektiven Psychosen (z. B. in den Lehrtexten 15, 58, 143, 153). Aus der Frage nach dem "Warum" affektiver Psychosen, untergliedert in "Warum überhaupt", "Warum gerade hier und jetzt", "Warum gerade so" (97), ergibt sich somit als zentrale Perspektive, ob Umwelt auf affektive Psychosen überhaupt einen Einfluß hat und, wenn ja, in welcher Weise.

Nun kann Beziehung immer, gleich ob im Sinne von Kausalität, Interdependenz und Wechselwirkung oder statistischer Korrelation, entweder bedeuten "Beziehung zum Auftreten oder der Ätiologie der Erkrankung" oder "Beziehung zum Auftreten einzelner Symptome oder der Gestalt der Erkrankung". In der psychiatrischen Wissenschaft ist diese Unterscheidung traditionell in der Differenz von einem "Dasein" und "Sosein" endogener Psychosen angelegt (66, 129, 130, 150, 153). Ersteres ist Thema vor allem der Epidemiologie, letzteres der Psychopathologie, die Thema der vorliegenden Arbeit sein soll. Unabhängig sind die beiden Seinsweisen nicht, denn in gewisser Weise besteht immer ein Primat der Psychopathologie, wenn ohne die verläßliche Konstatierung psychopathologisch differenten Soseins jeder Bestimmung differenten Daseins die Grundlage entzogen ist.

Genau wie die eben erwähnte psychopathologische Perspektive ist auch die soziokulturelle in der Eingangsfrage nach der Beziehung von Umwelt und affektiven Psychosen immanent angelegt: Umwelt im hier verstandenen Sinne beinhaltet ja zumindest zweierlei. An erster Stelle, auch in bisheriger Forschung, steht die Begegnung des je einzelnen Individuums mit anderen Individuen oder individuellen Lebensumständen. Thema ist also die Verknüpfung der individuellen Biographie mit ihren Lebensereignissen und Auswirkungen auf die Persönlichkeit auf das Da- oder in unserem Falle Sosein der affektiven Psychosen. Untersuchungen zu Persönlichkeit und Themenwahl (153) oder präpsychotischer Persönlichkeit (139, 144), Wertwelt (63, 64, 65, 136), Identität (79, 80) oder Religiosität (53) fallen unter diese Perspektive. Daneben gibt es aber auch noch einen zweiten über- oder transindividuellen Aspekt des Umweltbegriffes, eben den der soziokulturellen Lebensformen und Faktoren, wie sie oben eingeführt wurden und den Einzelnen über seine individuelle Biographie hinaus in eine allgemeine Struktur binden.
Ähnlich wie die Differenzierung von Da- und Sosein ist auch die von individuellen und transindividuellen Umweltaspekten eine modellhafte Dichotomisierung zur Vereinfachung komplexer Zusammenhänge. Im Hintergrund bleibt die Erkenntnis, daß jede individuelle Biographie bereits in einer vorbestehenden soziokulturellen Lebenswelt strukturiert wird, und andererseits jede soziokulturelle Lebenswelt durch jeweils einzelne Individuen konstituiert wird (122, 154).

1.3 Fragestellung

Nach der Herleitung des Themas aus der allgemeinen Problematik der Beziehung zwischen Umwelt und affektiven Störungen steht somit abstrahiert der pathoplastische Einfluß überindividueller soziokultureller Lebenswelten bei affektiven Psychosen zur

Untersuchung. Hierzu war es notwendig, die Gesamtthematik in Teiluntersuchungen aufzugliedern und zu behandeln. Die damit verbundenen Fragen, die anhand der Literatur und 4 empirischen Studien beantwortet werden sollen, lauten:

1. Wirken soziokulturelle Faktoren pathoplastisch auf die Melancholie?
2. Welche psychopathologischen Phänomene haben eine Beziehung zu soziokulturellen Lebenswelten, sind also soziokulturell variant, welche sind soziokulturell invariant?
3. Lassen sich bestimmte pathoplastisch wirksame soziokulturelle Faktoren und die Art des Zusammenhanges charakterisieren?

2. Allgemeine Vorbemerkungen zur Methodik

Der Fragevielfalt korrespondiert eine Methodenvielfalt. Soziokulturelle Zusammenhänge sind weder direkt sicht- oder meßbar, noch können sie mit kausal-analytischen Modellen individuell nachgewiesen werden. Das heißt vorläufig, vielleicht auch endgültig, können Zusammenhänge nur statistisch konstatiert und hermeneutisch-interpretativ in einen verstehend nachvollziehbaren Sinnzusammenhang überführt werden.

Unter Ordnungsgesichtspunkten läßt sich die Vielfalt der möglichen statistischen Vergleiche auf wenige Grundprinzipien zurückführen, die auch hier angewandt werden.

1. Die Häufigkeiten der verschiedenen psychopathologischen Phänomene werden verglichen bei zwei oder mehr Gruppen, die in möglichst vielen soziokulturellen Parametern übereinstimmen, sich in wenigen, möglichst nur einem, hingegen unterscheiden im Sinne eines Extremgruppenvergleiches.

2. Ein solcher Gruppenvergleich zur Überprüfung einer Differenzhypothese ist prinzipiell als intra- oder interkultureller möglich.

Letzterer ist vor allem unter dem Oberbegriff der transkulturellen oder vergleichenden Psychiatrie in die psychiatrische Terminologie eingeführt und wird traditionell meist auf kulturvergleichende Untersuchungen KRAEPELINs in Java (75, 112) zurückgeführt.

Intrakulturelle Untersuchungen wurden bisher unter keinem vergleichbaren Oberbegriff in die Literatur eingeführt, umfassen aber prinzipiell alle Vergleiche soziokultureller Lebensformen desselben Kulturkreises unabhängig davon, ob diese auf der Zeitachse vertikal oder horizontal angeordnet sind.

3. Nun sind inter- wie intrakulturell so viele Vergleiche möglich, wie es Kombinationen verschiedener Kulturen oder Nationen, bzw. soziokulturell differente Gruppen gibt. Letztendlich wären dies unendlich viele.

Jede wissenschaftliche Betrachtung hingegen sucht die Geordnetheit der Welt zu erkennen, so daß gerade empirische Forschung eine Auswahl treffen muß. In der vorliegenden Untersuchung richtet sich diese Auswahl danach, ob der Nachweis psychopathologischer Differenzen auch vor einem theoretischen Hintergrund zu erwarten ist, sei es aufgrund bisheriger psychiatrischer Forschung oder nachgewiesener soziokultureller Wertedifferenzen der untersuchten Gruppen. Untersucht werden deswegen in dieser Arbeit

a) der epochale Gestaltwandel der Melancholie (94, 150), der einem epochalen gesellschaftlichen Wertewandel korrespondieren soll, wie er mehrfach nachgewiesen wurde (51, 59, 60, 70, 72),
b) verschiedene soziale Schichten in Form von Bildungsschichten, für die Wertunterschiede aufgezeigt wurden (18, 51, 70),
und c) deutsche und ausländische Arbeitnehmer mit ihren verschiedenen Sozialisationsbedingungen und Wertstrukturen (14, 17, 141).

4. Neben den hier untersuchten soziokulturellen Faktoren führt WEITBRECHT (153) zusammenfassend als pathoplastisch wirksame Einflüsse bei depressiven Psychosen auf: Lebensalter, Geschlecht, Ausgangspersönlichkeit und Konstitution, Intelligenz, Volkstum, Lebensschicksal, Interferenz mit der Symptomatologie anderer Erkrankungen, Umwelt (unterteilt in familiäre, berufliche, soziale, sexuelle und religiöse Verhältnisse) und Kulturen/Länder. Aufgeführt in dieser Aufstellung sind auch biologisch-organische, genetische und individuell-biographische Faktoren neben den hier interessierenden soziokulturellen. Bedeutsam für unsere empirschen Untersuchungen ist vor allem, daß
a) die Interferenz mit diesen Faktoren beachtet werden muß und
b) bei der Fülle möglicher Interaktionen immer nur eine reduzierte Modellvorstellung der komplexen Zusammenhänge erbracht werden kann.

5. Eine weitere Frage auf metatheoretischer Ebene betrifft die Kontroverse über Verstehen als idealistische und Erklären als positivistische Methode (66, 102, 147). Auch hier haben wir uns nicht für die eine oder andere Methode, sondern für eine integrierte Vorgehensweise zu entscheiden.
Die Analyse des Sinnzusammenhangs von empirisch erfaßbaren psychopathologischen Phänomenen zur allgemeinen Kultur und zur Lebenswelt erfordert die verstehende Interpretation. Der statistisch konstatierte Zusammenhang zwischen soziokulturellen Anfangsbedingungen, krankheitsspezifischen Bedingungen und Psychopathologie ist somit ein verstehend nachvollziehbarer Sinnzusammenhang und kein kausaler. "Nur die Wirkung der Bedingungen auf das Handeln ist kausaler oder quasi-kausaler Art" (102).
Die von Emile Durkheim (28) untersuchten Zusammenhänge zwischen Eigenschaften der Sozialstruktur und der Suizidrate sind klassische Beispiele für quasi-kausale Beziehungen (102), auf rein psychiatrischem Gebiet auch die von soziokulturellem Wandel und Gestaltwandel (41, 94). Es handelt sich jeweils nicht um kausale ohne menschliche Reflexion ablaufende Ursache-Wirkungs-Beziehungen, sondern um Gesetzmäßigkeiten mit eben nur quasi-kausalem Charakter (102), deren Kausalität durch die Reflexion erst induziert wird, anders als die naturwissenschaftliche gesetzmäßige kausale Verbindung. Das heißt für die folgenden empirischen Studien, daß jeder gefundene Unterschied zwischen soziokulturellen Gruppen nur dann relevant ist, wenn er interpretativ in einen verstehend nachvollziehbaren Sinnzusammenhang überführt werden kann.

3. Bisherige Konzeptionen und empirische Befunde

Referiert werden die bisherigen Untersuchungen zu den drei empirischen Vergleichen der vorliegenden Arbeit.

3.1 Intrakulturelle Psychopathologie

3.1.1 Der Gestaltwandel der Melancholie

Die wahrscheinlich ersten relativ zuverlässigen Hinweise auf einen melancholischen Gestaltwandel kommen aus dem 17. Jahrhundert aus England: innerhalb von nur 50 Jahren änderten sich Beschreibung und Sichtweise der Melancholie so, daß aus einer vorwiegend körperlichen Erkrankung mit nur unspezifischen psychischen Symptomen eine vorwiegend psychische Erkrankung mit Schuldgefühlen und einer unserer heutigen endogenen Depression vergleichbaren Symptomatologie wurde (104). Auf dem Festland trat diese "English Malady" erst viel später in den Blick der Ärzte, eine Differenz, die MURPHY (104) auf die vorweggenommene industrielle Revolution, den Protestantismus und konsekutiv veränderte Erziehungsstile zurückführt. Wesentlich an dieser Analyse historischer Quellen ist auch für jede empirische Untersuchung, daß psychopathologische Differenzen, wie in der allgemeinen Methodik dargelegt, solange bedeutungslos bleiben sollten, wie sie nicht in einem interpretativ-hermeneutischen Verfahren in einen übergeordneten Strukturzusammenhang eingeordnet werden können.

Erste quantifizierende empirische Untersuchungen zum Symptom- oder Gestaltwandel kommen vor allem aus den ersten sechs Jahrzehnten dieses Jahrhunderts aus den deutschsprachigen (52, 62, 77, 78, 85, 88, 89, 90, 91, 109, 132, 137), seltener aus anderen Ländern (1, 29) oder in die unmittelbare Gegenwart hineinreichend (19, 29). All diesen Untersuchungen immanent, wenn auch nicht immer explizit formuliert, ist die Annahme eines Wandels im Sosein affektiver Psychosen bei unveränderter Häufigkeit (94, 110, 150). Das heißt, "wird vom Gestaltwandel der Psychosen gesprochen, so kann doch vorerst nur eine Veränderung im äußeren Erscheinungsbild gemeint sein, ein Wandel jener Form also, in der sich die Psychosen dem Psychiater heute darstellen" (94).

Die Beschränkung auf einen Wandel der Symptomatik, nicht der Häufigkeiten, findet ihre Bestätigung auch in neuesten epidemiologischen Untersuchungen, wonach die Inzidenz und Prävalenz von Depressionen während der vergangenen Jahrzehnte zwar ständig angestiegen ist, eine echte Zunahme jedoch nur für die leichteren Formen belegt werden konnte, nicht für die affektiven Psychosen im hier verstandenen Sinne (46, 105).

Anders sieht es beim Wandel der Erscheinungsformen affektiver Psychosen aus, wo säkulare Trends durchaus nachgewiesen werden konnten. KRANZ (77, 78) sprach noch vom depressiven Autismus, in dem sich der Depressive mit seinem Ich, nicht wie Schizophrene mit der Welt, auseinandersetzt, weil in seiner Untersuchung depressive Wahnideen zwischen 1886 und 1956 konstant blieben. Zu ähnlichen, auch ausschließlich an Wahninhalten gefundenen Ergebnissen kam EAGLES von 1942-1982 (29). Bei allen anderen oben erwähnten Untersuchern, vor allem wenn nicht nur Wahn, sondern depressive Themen insgesamt betrachtet wurden, überwogen die epochalen Differenzen. Da jeder Untersucher, eingebunden in einem hermeneutischen Zirkel, Kind seiner Zeit ist und so nur die Themen der Zeit entdecken und untersuchen kann, wurden entsprechend in den 50er und 60er Jahren vor allem Schuld, Hypochondrie und Verarmung als depressive Themen im Wandel der Zeit untersucht, genau jene also, die Kurt SCHNEIDER (130) als Urängste des Menschen in der Zyklothymie aktualisiert sah. Als viertes großes Thema trat damals die Klage über Leistungsinsuffizienz hinzu.

Berücksichtigt man, daß diese Inhalte zumindest teilweise auch zu formalen Konstituenten endogener Depressionen, vor allem in Form der primären Schuldgefühle oder auch der primären Hypochondrie ohne Schuldgefühle (153), erhoben wurden, und welche Veränderungen innerhalb dieses "psychopathologischen Quadrats" zwischen Ende des 19. Jahrhunderts bis etwa 1960 stattgefunden haben, so muß tatsächlich gefolgert werden, daß "es nicht nur lediglich um Abwandlungen der Thematik des Wahns zu gehen scheint, sondern vielmehr um einen Wandel von Inhalt und Richtung der Wahnideen, ja des depressiven Klagens überhaupt" (94).

Das Gleichgewicht verschob sich über eine Abnahme der Schuld- und Versündigungsideen hin zu den zunehmenden hypochondrischen Befürchtungen und Insuffizienzideen (52, 85, 88, 89, 109). Entsprechend fanden die Autoren auch weniger Schuldfolgevorstellungen, einzelne fanden auch einen Rückgang der Verarmungsideen (85). Übereinstimmend nahmen vor allem Schuldgefühle religiösen oder sexuellen Inhaltes ab, eher umgekehrt verhielt es sich bei den Vorwürfen, seinen Familienpflichten nicht nachgekommen zu sein.

Soweit angegeben oder aus den Untersuchungen errechenbar ist der Wandel der Häufigkeiten in Tab. 1 angegeben. Mehrere Jahrgänge wurden zu zwei weit auseinanderliegenden Zeiträumen zusammengefaßt. So sollte sichergestellt werden, daß wirklich Zeitepochen verglichen werden, nachdem in der Literatur bisher häufig Epochen nur durch wenige Jahre voneinander geschieden wurden.

Tabelle 1: Epochaler Wandel depressiver Themen in der Literatur (Tendenz -: abnehmend im Zeitverlauf, +: zunehmend, + -: keine Tendenz erkennbar)

	1878-1918 (%)	1940-1963 (%)	Tendenz
Schuldgefühle	61-83	32-52	-
religiöse Vergehen	20-21	7-12	-
ethische Vergehen	12-20	5-27	+ -
sexuelle Vergehen	10-11	6-7	-
Familienpflichten	2-25	11-23	+
Strafvorstellungen	25-32	8-20	-
Verarmungsgefühle	22-25	14-30	+ -
Hypochondrie	20-35	20-50	+
Klagen über körperliche Beschwerden	20-35	30-55	+
Insuffizienzgefühle	11-26	18-70	+

Für die Frage des Einflusses soziokultureller Lebenswelten bleiben solche Häufigkeitsänderungen nach unseren methodischen Vorannahmen bedeutungslos, wenn es nicht gelingt, sie hermeneutisch-interpretativ mit einem parallelen gesellschaftlich-kulturellen Wandel zu verbinden. Entsprechend konnte für die referierten empirischen Befunde auch gezeigt werden, daß sie, wenn auch nicht unbedingt kausal verknüpft, so doch in einem verstehbaren Sinnzusammenhang mit globalen Zeitwandelbewegungen hin zum modernen Menschen stehen: die Depression als Mittel, das freilegt, welche Ängste unsere Zeit bestimmen, war danach gleichsam Reflex einer zunehmenden Säkularisierung und Werteverschiebung, die der Schuld den Boden entzogen und die Fähigkeit zum Lebensgenuß und -erfolg zur diesseitig orientierten Grundrichtung menschlichen Strebens machten, das vor allem durch die verschiedenen Weisen der Insuffizienz oder körperlichen Krankheit immanent bedroht würde (94, 95). Ähnlich wird auch betont der Verlust traditioneller Werte und die Wendung des sorgenden Blickes auf den Leib in Ermangelung bindender anderer Wertsysteme (19, 85, 109).

Passend zu den gegebenen Interpretationen wurde auch die klinische Beobachtung beschrieben, daß sich die depressive Klage zunehmend zur Beschwerde umformte, die Vorstellung der ungerechten Benachteiligung beim Gefühl der sinnlosen Unterbrechung des Daseinsgenusses (62, 93, 138, 150). In diese Richtung weisen auch Befunde, daß Depression selbst häufiger als Krankheit erlebt wurde, auf die Welt gerichtete Themen aber zunehmend fehlten (137).

Unabhängig von soziokulturellen Faktoren wurde mit Aufkommen der Elektrokrampf- und später der Psychopharmakatherapie auch ein pharmakogener Gestaltwandel angenommen mit zunehmend farblosen, matten, unproduktiven, auch dysphorisch-asthenisch-hypochondrischen Verläufen (38, 56, 148). Möglicherweise damit in Verbindung steht die Entwicklung psychopathologisch ähnlicher zyklothymer Residualsyndrome (38). Inwieweit es sich um rein pharmakogen bedingte Wandlungen handelt muß offenbleiben, zumal auch bei neurotischen Störungen ein ähnlicher Übergang von den dramatischen Darstellungsformen hin zu den stilleren und matteren "Intimformen" für diese Zeit beschrieben wurde (9, 41).

Vergleichsuntersuchungen zum Gestaltwandel affektiver Psychosen, die in die unmittelbare Gegenwart nach 1982 hineinreichen, fehlen. EAGLES fand 1942 bis 1982, wie erwähnt, eine Konstanz der Wahninhalte, BRON bei Spätdepressionen ebenfalls bis 1982 ein erneutes Ansteigen von Schuldgefühlen, genauso eine weitere Zunahme von Insuffizienzgefühlen und somatischen Beschwerden (19, 29).

3.1.2 Der Einfluß von Sozialstruktur und soziokulturellen Werten bei der Melancholie

Die psychopathologische Forschung führt die depressive Themenwahl neben der Betonung krankheitsimmanenter Faktoren meist auf überindividuelle Urängste (130), die präpsychotische Persönlichkeit (139, 144), Wertwelt (63, 64, 65, 111, 136) oder Identitätsverfassung (79, 80) zurück. Zu Recht wies WEITBRECHT darauf hin (150), daß die Themen einer endogenen Depression "nicht nur Sache des anlagemäßig vorgegebenen Wertvernehmens als einer Zentralfunktion der Persönlichkeit sind, sondern in hohem Maße von der geistigen Situation der Zeit mitbestimmt werden". Neben diesem im epochalen Gestaltwandel behandelten vertikalen überindividuellen Bezug sollten sich die Themen parallel auch in einem horizontalen System kollektiver Wert- oder Sollensnormen manifestieren (101).
Die Durchsicht der Literatur nach psychopathologischen bzw. thematischen Unterschieden zwischen den verschiedenen sozialen Schichten, Lagen und Milieus oder speziell Bildungsschichten, für die die moderne Sozialstrukturanalyse auch Unterschiede bezüglich ihrer "geistigen Situation" bzw. kollektiven Binnenwerte und Sollenssysteme nachgewiesen hat (18, 51, 55, 70, 72), ergibt ein uneinheitliches Bild. Dies liegt darin begründet, daß der Einfluß dieser Faktoren auf die Psychopathologie nur ganz selten gezielt untersucht, sondern nur erwähnt und als intervenierende Variable kontrolliert worden ist.
Beschrieben wurden Schuldideen gehäuft bei höheren Sozial- und Bildungsschichten, insbesondere Vorwürfe in ethisch-moralischen, sexuellen und beruflichen Kontexten (64, 85, 133). Auch Insuffizienzvorstellungen waren bei dieser Patientengruppe häufiger (19, 132). Verarmungsideen wurden in einer Untersuchung vor allem bei Bauern und Selbständigen gefunden (63).
Systematisch untersucht wurden nur die hypochondrischen Befürchtungen mit der Thematisierung körperlicher Beschwerden. Abgesehen von wenigen Untersuchern, die vor allem in der ersten Hälfte dieses Jahrhunderts hypochondrische Befürchtungen gehäuft in oberen Sozial- und Bildungsschichten fanden (19, 85, 132), blieb die Häufung dieser Thematik in den unteren Sozial- und Bildungsschichten, übrigens auch in nicht westlichen Kulturen, ein stabiler Befund vor allem der letzten Jahre (27, 65, 71, 87, 91, 100, 133). Es wurde auch versucht, diesen Befund im Sinne unserer methodischen Forderung vor dem Hintergrund soziokultureller Faktoren zu interpretieren, gelegentlich im Sinne eines strukturellen Mangels an höheren Werten, der den Rückgriff aufs Körperliche notwendig macht (109), meist als Ausdruck eines vor allem bildungsbedingten elaborierten "Sprachcodes", der den Ausdruck psychischer Phänomene und Beschwerden durch körperbezogene Termini bevorzugt (87, 119).

Anders als beim Gestaltwandel, wo psychopathologische Phänomene besser als epidemiologische untersucht sind, sind bei der Frage nach Zusammenhängen von affektiven Psychosen und Sozialstruktur umgekehrt umfangreiche und zuverlässige Daten zur Epidemiologie verfügbar. Nach dem Aufsehen erregenden Befund von HOLLINGSHEAD und REDLICH 1958, daß manisch-depressive Erkrankungen in Oberschichten häufiger vorkommen sollen (54), kommt ANGST in seinem zusammenfassenden Literaturüberblick 1987 schließlich zu dem Fazit, daß sich diese Hypothese "als Mythos erwiesen habe. Es lassen sich keine Beziehungen zwischen Inzidenz und sozialer Herkunft finden." Weitgehend bestätigt ist danach dagegen die Drifthypothese, wonach Prävalenzen affektiver Erkrankungen in unteren Schichten erhöht sind als Folge krankheitsbedingter Leistungsminderung (5).

3.2 Interkulturelle Psychopathologie

3.2.1 Forschungsstand der transkulturellen Psychiatrie bei der Melancholie

Unsere empirischen Studien beschränken sich auf psychopathologische Besonderheiten ausländischer Arbeitnehmer. Die Ergebnisse des Vergleiches westlicher hochindustrialisierter und nicht-westlicher Kulturen können die spezielle Fragestellung aber in eine übergeordnete Struktur einordnen.

Epidemiologische Studien finden verschiedene Inzidenz- und Prävalenzraten für depressive Erkrankungen in verschiedenen Kulturen, lassen aber aufgrund unterschiedlicher Befunderhebung und vor allem Diagnosestellung keine sichere Interpretation gerade für die affektiven Psychosen zu, obwohl deutliche Hinweise auf eine transkulturell gleiche Auftretenswahrscheinlichkeit vorhanden sind (47, 123, 124). Immerhin konnte in einer WHO-Studie, die auf die Vorannahme nosologischer Entitäten verzichtete, ein kulturunabhängiges Kernsyndrom affektiver Störungen extrahiert werden. Es muß keineswegs mit unseren affektiven Psychosen identisch sein, ist aber ähnlich gekennzeichnet durch Traurigkeit, Freudlosigkeit, Angst/Spannung, Energiemangel, Interessenverlust, Konzentrationsstörungen und Gefühle der eigenen Wertlosigkeit (47, 123, 135). Für die affektiven Psychosen im hier verstandenen Sinne wurde bisher, die Fülle transkultureller Untersuchungen zusammenfassend, als kulturunabhängiges Kernsyndrom eine Verschiebung der Stimmungslage mit vegetativer und körperlicher Symptomatik, ähnlich der larvierten Depression, angenommen (3, 104, 113, 114). ANGST bezeichnet sogar alle darüber hinausgehenden Symptome als kulturbedingt (3).

Bezüglich der Themenwahl und der Inhalte werden fast immer Schuld- und Versündigungsthemen als vor allem westliche, möglicherweise mit der christlichen und jüdischen Religion im Zusammenhang stehende Phänomene gesehen, weniger ausgeprägt auch Insuffizienzgefühle und Verarmungsideen als Ausdruck westlicher Leistungs- und Industriegesellschaften (104, 114, 135). In der Literatur übereinstimmend werden die Klagen über körperliche Beschwerden und die hypochondrischen Befürchtungen gehäuft in weniger industrialisierten Ländern oder Entwicklungsländern beschrieben (27, 71, 100, 104, 114, 135). Erinnert sei bei diesen Befunden an die ähnliche Differenz zwischen niedrigeren und höheren Bildungsschichten innerhalb derselben Kultur bei westlichen Industrienationen im vorangegangenen Abschnitt.

3.2.2 Die Psychopathologie der Melancholie bei ausländischen Staatsangehörigen

Seit 1954 wurden in der Bundesrepublik Deutschland zunehmend Arbeitnehmer aus sozioökonomisch weniger entwickelten Ländern, vor allem aus Süd- und Südosteuropa und der Türkei, angeworben (17). Nach dem Begriff des Fremdarbeiters, später Gastarbeiters, ist jetzt meist der Begriff des ausländischen Arbeitnehmers oder, unter Einschluß der nicht berufstätigen Familienangehörigen, des ausländischen Staatsangehörigen im offiziellen Gebrauch (21).

Beim Vergleich deutscher und ausländischer Arbeitnehmer handelt es sich um einen Sonderfall transkultureller Untersuchungen, da die ausländische Patientengruppe nicht in ihrer angestammten Kultur und Heimat untersucht wird und aus verschiedenen Nationen und Kulturbereichen zusammengesetzt ist. In der Literatur wird dieses Vorgehen einheitlich dadurch gerechtfertigt (14, 17, 37, 45, 74, 117, 120, 121, 141), daß
a) klinische Beobachtungen gemeinsame psychopathologische Besonderheiten unabhängig von Herkunftsland und Aufenthaltsort aufdecken konnten,
b) alle Patienten aus nicht hochindustrialisierten, sozioökonomisch weniger entwickelten Ländern oder Regionen vergleichbarer Struktur kommen und somit nicht der Leistungsgesellschaft verpflichtet sind, sondern traditionellen Wert- und Normensystemen mit weniger individuell, sondern an meist patriarchalisch organisierten Familienbindungen ausgerichteter Identitätsbildung, und
c) zumindest in der ersten Generation alle Patienten gleichermaßen den Belastungen der Migration, Akkulturation und Integration ausgesetzt waren.

Trotz der umfangreichen Literatur zu psychischen Erkrankungen bei Gastarbeitern fehlen empirische Untersuchungen speziell zu affektiven Psychosen. Zwar werden kulturspezifische affektive Syndrome in allen Übersichtsarbeiten beschrieben, sei es als protrahiert verlaufende, symptomarme, depressiv-hypochondrische Syndrome ohne typische Symptomatik affektiver Psychosen, als affektive Erkrankungen, bei denen funktionelle Störungen verschiedener Organsysteme, vor allem des Magen-Darm-Traktes, im Vordergrund stehen sollen oder als solche mit hysteriformer Syndromgestaltung oder hysteriformen Organstörungen, die dann häufig als hysterische Neurose oder gar Simulantentum fehlgedeutet werden können und zu Begriffen wie dem des "Gastarbeitersyndroms" geführt haben (14, 17, 34, 37, 44, 45, 68, 116, 120, 121). In den Darstellungen werden diese affektiven Störungen aber fast ausschließlich in einem reaktiven Sinne verstanden, als Entwurzelungsdepression, Heimwehreaktion oder Folge der Migration, Akkulturation oder mißglückten Integration. Obwohl auch in den jeweiligen Heimatländern, z. B. in der Türkei, vermehrt Hypochondrie, somatische Symptome und hysteriforme Symptomgestaltung bei endogenen Depressionen gefunden wurden (10), wird die Möglichkeit, daß es sich bei diesen affektiven Syndromen auch um kulturspezifische Ausdrucksmuster affektiver Psychosen handeln kann, zwar erwähnt, aber nicht systematisch untersucht.

Wir können also aus der Literatur nur vermuten, daß auch die endogene Depression im hier verstandenen Sinne durch ähnliche Symptombesonderheiten bei ausländischen Arbeitnehmern ausgezeichnet ist. Nicht auszuschließen als pathoplastische Besonderheiten depressiven Wahns sind darüber hinaus auch depressiv gefärbte Bilder mit wahnhaften Dysmorphophobien, bizarren Körperempfindungen, die vor allem die untere

Körperhälfte und die Geschlechtsorgane betreffen, die aber in der Literatur bisher vor allem den paranoischen Reaktionen oder Schizophrenien zugerechnet wurden (17).

Die wenigen Ergebnisse der epidemiologischen Forschung sprechen im Gegensatz zur referierten psychopathologischen Literatur sowohl gegen einen pathogenetischen Einfluß von Migration und Kulturwechsel auf affektive Psychosen, wie überhaupt gegen eine Häufung affektiver Psychosen, aber auch depressiver Syndrome im Allgemeinen, bei ausländischen Staatsangehörigen (11, 44, 45, 86).

4. Empirischer Teil

Die Fragestellung (1.3.) soll im folgenden mit vier empirischen Studien untersucht werden. Zwei Untersuchungen wurden an Hand von Krankengeschichten durchgeführt, zwei durch direkte Patientenbefragung mit einem semistrukturierten Interview.
Entsprechend den in den Vorbemerkungen zur Methodik ausgewählten Themen behandelt Untersuchung I den epochalen Gestalwandel, Untersuchung II den Vergleich verschiedener Bildungsschichten, die Untersuchungen III und IV den Vergleich deutscher und ausländischer Staatsangehöriger.

4.1 Vorbemerkungen zur speziellen Methodik

Um eine Vergleichbarkeit zu gewährleisten, wurde für alle Untersuchungen der gleiche Erhebungsbogen verwendet, nur im Einzelfall ergänzt um spezielle Fragestellungen.
Mit dem Erhebungsbogen wurden soziodemographische und psychopathologische Kategorien erfaßt. Er diente einerseits bei der Auswertung von Krankengeschichten, die hier im Sinne einer empirischen Inhaltsanalyse (81) verstanden wird, als inhaltsanalytisches Kategoriensystem, in dem die einzelnen Kategorien definiert sind, und das die Aufmerksamkeit des Vercoders bei der Textdurchsicht lenkt und vorschreibt, welche Aussageinhalte in welcher Weise systematisch zu protokollieren sind (81).
Andererseits diente der gleiche Erhebungsbogen bei der Befragung als Richtlinie und Auswertungsschema eines halbstrukturierten Interviews. Interviewverfahren gehören in der psychiatrischen Forschung zur Routine und haben dort eine lange Tradition. Es lassen sich verschiedene Arten von Interviews bezüglich des Ausmasses der Strukturierung oder Standardisierung unterscheiden, wobei beide Begriffe in der Literatur zum Teil synonym gebraucht werden (32, 155). Standardisierte Interviews stoßen trotz nachgewiesener höherer Reliabilität in klinischen Settings oft auf Widerstand, vor allem wegen der Gefahr des Verlustes klinisch-psychopathologischer Relevanz (32, 155). Aufgrund dieser Überlegungen und Befunde wurde hier ein halbstrukturiertes Interview gewählt, worunter eine Vorgehensweise verstanden wird, bei der Inhalte, Umfang und Art der Kategorien und entsprechenden Fragen festgelegt sind. Erlaubt sind Veränderungen des Wortlauts von Fragen, Erläuterungen von Fragen, Auslassen von Fragen, wenn diese bereits beantwortet sind, Zusatz- und Ergänzungsfragen oder Nachfragen (32, 155).

Die Untersuchung von Krankengeschichten und die Patientenbefragung sind nicht gleichwertig, da die Befunde in Krankengeschichten von verschiedenen Untersuchern nicht standardisiert erhoben wurden, und die Vollständigkeit der ursprünglichen Befragung bzw. der Übertragung ins Krankenblatt nicht gewährleistet und überprüfbar ist. Die Sichtweise der jeweiligen Untersucher wird somit stärker in die Ergebnisse einfließen als beim strukturierten oder halbstrukturierten Interview.

Zudem werden die Diagnosen der Krankengeschichten normalerweise selten nach operationalisierten Kriterien gestellt. Vor allem bei longitudinalen Vergleichen können Änderungen von Krankheitskonzepten Ergebnisse beeinflussen. In dieser Untersuchung ist nach unseren Vorannahmen allerdings zumindest von weitgehend konstanten Krankheitskonzepten affektiver Psychosen auszugehen, die über Jahrzehnte gleich konzeptualisiert wurden.

Andererseits wird die empirische Inhaltsanalyse, eine solche ist ja die Untersuchung von Krankengeschichten, unter bestimmten Bedingungen der direkten Befragung bezüglich Aussagekraft, Zuverlässigkeit und Gültigkeit durchaus gleichgesetzt (81). Dies liegt vor allem in der Problematik des Interviews als reaktivem Meßinstrument (81) begründet, wonach durch die Befragung bestimmte Antwortverhaltenstendenzen erzeugt werden, und vor allem bei klinischen Fragestellungen durch die Befragung für den Betroffenen eigentlich unbedeutende psychopathologische Themen erst aktiviert werden. Anders ausgedrückt bergen beide Verfahren systematische, nicht lösbare Schwierigkeiten, indem in Krankengeschichtenuntersuchungen zu wenige psychopathologische Merkmale, in Befragungen zu viele bejaht werden können.

In unserem Fall kann zumindest für die Untersuchung des Gestaltwandels, nicht für den Vergleich deutscher und ausländischer Patienten, postuliert werden, daß der Vergleich von Krankengeschichten als ein inhaltsanalytisches Verfahren ein gleichermaßen angemessenes Verfahren ist, da bereits der interaktionelle Prozeß in die Methode eingeht, in dem sich aus den Faktoren Patientenbewußtsein, Erkrankung und Umwelt das dem Kliniker dargebotene "Sosein" der Depression darstellt. Dies gilt vor allem, wenn davon ausgegangen wird, daß sich die Verbalisierung und Motivation eines Themas immer in der Interpretation der Umwelt, deren Bestandteil der Untersucher ja ist, erschließt. In der Untersuchung von Krankengeschichten ist beim Gestaltwandel damit bereits die Amalgamierung von Symptomen, Werten und Interpretation berücksichtigt, die die Gestalt endogener Depressionen bewirkt. Bei Untersuchungen des Gestaltwandels ist zudem ein anderes methodisches Vorgehen kaum möglich, da auch eine prospektiv angelegte Untersuchung über Jahrzehnte nicht verhindern kann, daß in der Ausgangsbefragung gerade die Inhalte nicht erfragt wurden, die erst 20 Jahre später im Zuge eines allgemeinen Werte- und Gestaltwandels in den Blick von Patienten und Ärzten kommen.

Ein weiteres prinzipielles systematisches Problem der Analysen ergibt sich aus der Untersuchung von Psychopathologie, insbesondere psychopathologischen Inhalten. Wir vertreten hier einen explizit phänomenologischen Standpunkt im Sinne von K. JASPERS (66), wie er auch für moderne psychopathologische Forschung als weiterhin gültig nachgewiesen wurde (57). Danach sind zur differenzierten Erfassung psychopathologischer Phänomene und zur Charakterisierung und Differentialdiagnose psychischer Krankheitsbilder die im Subjektiven verbleibenden Phänomene genauso bedeutsam wie objektiv und operationalisiert erfragte oder beobachtbare Begebenheiten. Es wurde bereits darauf hingewiesen, daß sich gerade diese subjektiven Phänomene oft einer zuverlässigen Operationalisierung entziehen (82). Zudem verhindert ein solches höchstmögliche Maß an Differenziertheit gerade für eine auf statistische Vergleiche angewiesene empirische Forschung die notwendige abstrahierte Zusammenfassung übergeordneter psychopathologischer Themen und Inhalte.

Wir haben deswegen versucht, einen Mittelweg zu gehen, indem auch subjektive Phänomene und Inhalte erfaßt, aber abstrahiert in größeren Symptom- oder Themenverbänden zusammengefaßt wurden, um eine statistisch notwendige Reduktion des Datenmaterials zu gewährleisten.

Trotz dieser Datenreduktion bleibt als methodische Einschränkung, daß von einem statistischen Standpunkt auch eine Minimierung der psychopathologischen Formen und Inhalte nach wie vor eine große Zahl möglicherweise nicht voneinander unabhängiger, zu überprüfender Variablen ergibt. Dieses Problem der multiplen Testung, das auch durch die Anwendung multivariater Analysemethoden nicht vollständig kontrolliert werden kann, zusätzlich die Schwierigkeit, bei dem untersuchten Thema nicht auf bereits konsistent formulierte, überprüfbare Hypothesen zurückgreifen zu können, zeichnet unsere empirischen Studien als explorative, hypothesengenerierende aus. Ermittelte Signifikanzniveaus sollten in diesem Sinne nicht als Beweis statistischer Zusammenhänge aufgefaßt werden. Dies gilt umsomehr, als nur stationär behandlungsbedürftige Klinikpatienten untersucht wurden und somit keine sichere Aussage über die Gesamtheit aller, auch der leichtesten Formen affektiver Psychosen gemacht werden kann. Explizit wird deswegen hier erneut wie im allgemeinen Methodenteil auf die Notwendigkeit hingewiesen, Zusammenhänge interpretativ vor dem Hintergrund eines übergeordneten Sinnverständnisses als wahrscheinlich oder plausibel auszuweisen.

4.2 Die Untersuchungsinstrumente

4.2.1 Der Erhebungsbogen

4.2.1.1 Die Entwicklung des Erhebungsbogens

Der Erhebungsbogen wurde zuerst an 50 in der Psychiatrischen Universitätsklinik Erlangen-Nürnberg konsekutiv aufgenommenen Patienten mit affektiven Störungen erprobt. Anhand der Spontanäußerungen der Patienten wurden einzelne psychopathologische Kategorien in ihren Formulierungen verändert, ersetzt oder erweitert. Beispielsätze wurden in die Definitionen aufgenommen.

In einem zweiten Schritt wurde bei einer Stichprobe von ebenfalls 50 konsekutiv aufgenommenen Klinikpatienten mit affektiven Störungen überprüft, inwieweit die Urteile von zwei unabhängigen, mit dem Erhebungsbogen vertrauten Untersuchern im Interview

übereinstimmen, und inwieweit die Ergebnisse des direkten Interviews mit denen der Auswertung der Klinikkrankenblätter der jeweiligen Patienten übereinstimmen. Die Ergebnisse der Vergleiche sind in Tabelle 1 im Anhang wiedergegeben.
Den endgültigen, in den empirischen Studien verwendeten Erhebungsbogen zeigt Abbildung 1 im Anhang. Um einen empirisch-statistischen Vergleich zu ermöglichen, mußte eine Auswahl soziokultureller und psychopathologischer Charakterisierungen aus der Vielzahl der möglichen getroffen werden. Bei den soziodemographischen Parametern hielten wir uns, soweit möglich, an die auch in aktuellen allgemeinen Bevölkerungsumfragen verwendeten Untersuchungsinstrumente, in diesem Falle den Allbus-Fragebogen 1988 (140), beschränkten uns aber auf in bisherigen psychiatrischen Studien und für die jetzige Untersuchung relevante Parameter, die auch in Krankengeschichten niedergelegt werden.
Psychopathologische Definitionen hielten sich an die in gängigen psychopathologischen Glossaren gebrauchten (7, 32, 112, 127), wurden falls notwendig durch eigene Zusätze ergänzt oder um Neudefinitionen erweitert. Die notwendige Reduktion machte von vornherein eine vollständige psychopathologische Charakterisierung der Patienten unmöglich. Wir beschränkten uns deswegen auf die Symptome, die zur Charakterisierung eines Kernsyndroms affektiver Psychosen in Frage kommen und einfach und reliabel erfaßbar sind und auf eine möglichst vollständige Auswahl depressiver Themen, die nach bisherigen Kenntnissen und theoretischen Überlegungen soziokulturelle Differenzen aufweisen sollten.

4.2.1.2 Die soziodemographischen Daten

Die soziodemographischen Daten umfassen Angaben zu Geschlecht, Alter, Konfession, Familienstand, Schul- und Berufsausbildung, Beruf sowie, falls relevant, Nationalität und Aufenthaltsdauer in der Bundesrepublik Deutschland.

Die Schulbildung wurde aufgegliedert in "Grund- oder Hauptschule", "Mittelschule" und "Gymnasium". Für statistische Analysen wurde dichotomisiert in "Grund- oder Hauptschule" und "höhere Schulbildung".

Die Berufsausbildung wurde differenziert in: "keine Ausbildung", "Lehre", "Fachschule" oder "Hochschule". Bei der Untersuchung ausländischer Arbeitnehmer wurden aufgrund der Datenstruktur "Lehre" und "Fachschule" zur Kategorie "Lehre" zusammengefaßt.

Bei der Frage nach dem Beruf wurde die Einteilung des Allbusfragebogens 1988 (140) in vereinfachter Form übernommen.
Die Oberbegriffe "selbständiger Landwirt" und "Akademischer freier Beruf" wurden übernommen. Der Oberbegriff "Selbständiger in Handel, Gewerbe, Industrie, Dienstleistung u. a." wurde entsprechend des Fragebogens vereinfacht differenziert in "bis neun Mitarbeiter" und "über neun Mitarbeiter".
Angestellte und Arbeiter wurden zusammengefaßt, die Beschreibungen des Allbusfragebogens jeweils übernommen. Unter die erste Kategorie ("einfache Tätigkeit/angelernt") fallen danach Industrie- und Werkmeister im Angestelltenverhältnis, Angestellte mit einfacher Tätigkeit (z. B. Verkäufer, Kontorist,

Stenotypistin), ungelernte und angelernte Arbeiter. Unter die Kategorie "selbständige Tätigkeit/Meister" fallen Angestellte mit schwierigen Aufgaben, die sie nach allgemeiner Anweisung selbständig erledigen (z. B. Sachbearbeiter, Buchhalter, technischer Zeichner), gelernte Arbeiter und Facharbeiter, Vorarbeiter und Kolonnenführer, Meister/Poliere. In der letzten Kategorie "verantwortungsvolle Tätigkeit/Führungsarbeit" wurden zusammengefaßt Angstellte, die selbständige Leistungen in verantwortungsvoller Tätigkeit erbringen oder begrenzte Verantwortung für die Tätigkeit anderer tragen (z. B. wissenschaftliche Mitarbeiter, Prokurist, Abteilungsleiter) und Angstellte mit umfassenden Führungsaufgaben und Entscheidungsbefugnissen (z. B. Direktor, Geschäftsführer, Vorstand großer Betriebe und Verbände).

Beamte, Richter und Berufssoldaten wurden unter die Beschreibung "Angestellter/Arbeiter" subsummiert.

"Hausfrau" wurde codiert, wenn nie ein anderer Beruf ausgeübt wurde, ansonsten wurde der zuletzt ausgeübte Beruf gewertet. Die Kategorie "in Ausbildung" umfaßte alle Patienten, die in einer Ausbildung stehen einschließlich der Studenten.

4.2.1.3 Die psychopathologischen Daten

Soweit möglich wurden die Definitionen des AMDP-Systems und des dazugehörigen "Leitfadens zur Erfassung des psychopathologischen Befundes" (7, 32) verwendet, da hiermit bereits ein Untersuchungsmanual gegeben ist, das einerseits phänomenologisch vorgehend auch subjektive psychopathologische Phänomene erfaßt und andererseits einen hohen Grad von Operationalisierung mit entsprechender Reliabilität und Validität aufweist (32). Deshalb verweisen wir unten, wenn immer möglich, bei der Auflistung der einzelnen Kategorien nur auf diese Definitionen und Richtlinien zur Erfassung der Symptome. Bei den im AMDP-System nicht oder für unsere Zwecke nicht ausreichend erklärten Kategorien werden Definition, Beispiele und die Fragen im semistrukturierten Interview angegeben, in Einzelfällen werden zusätzlich theoretische Hintergründe und Überlegungen, die zum Einschluß in die Untersuchung geführt haben, aufgeführt:

Depressive Verstimmung: definiert entsprechend "deprimiert" im AMDP-System.

Antriebsminderung: definiert entsprechend "antriebsarm" im AMDP-System.

Antriebshemmung: zusammengefaßt wurden Denk- und Antriebshemmung, definiert entsprechend dem AMDP-System. Darunter codiert wurde auch ausdrücklich eine subjektive Antriebshemmung, wie sie im AMDP-System erwähnt ist und als Achsensyndrom endogener Depressionen wahrscheinlich gemacht wurde (13, 30, 31, 76, 84). Antriebsminderung und -hemmung wurden unterschieden nach operationalisierten Kriterien, wie sie als differentialdiagnostisches Mittel zur Erfassung affektiver Psychosen bereits früher nachgewiesen wurden (30, 31). Antriebsminderung beinhaltet danach vor allem einen Verlust an Interesse, Lust oder Intentionalität, dagegen Antriebshemmung einen wahrgenommenen Widerstand oder eine auch subjektive Verlangsamung bei intendierten Akten.

Angst: definiert entsprechend der Kategorie "ängstlich" im AMDP-System.

Panik: definiert als paroxysmale Angstzustände mit körperlich-vegetativer Symptomatik meist ohne äußeren Anlaß, wie sie bereits früher vor allem beim Beginn affektiver Psychosen beschrieben wurden (92) und heute im Diagnosesystem DSM-III-R als eigenständiges Krankheitsbild beschrieben werden (26).

Vegetative Störungen: neben obligatorischen Schlafstörungen (Hyper- oder Hyposomnie zu irgendeiner Phase der Erkrankung) sollten mindestens zwei der folgenden Symptome vorhanden sein: zirkadiane Besonderheiten (entsprechend dem AMDP-System), Appetitstörungen, Störungen im Bereich des vegetativen Nervensystems (Herzsensationen, Übelkeit, Erbrechen, Tremor, Hyper- oder Hypohidrosis, Schweregefühl in den Gliedern).

Leibgefühlsstörungen: entsprechend der traditionellen Unterscheidung (39) wurden darunter in Abgrenzung von vegetativen Störungen und Vitalstörungen nur lokalisierte und im strengen Sinne den Wahrnehmungen zuzuordnende abnorme Leibesempfindungen, vor allem Schmerzzustände, verstanden.

Hysterie: definiert entsprechend der Kategorie "theatralisch" im AMDP-System. Die Kategorie wurde nur bei der Untersuchung ausländischer Arbeitnehmer beurteilt.

Wahn: darunter zusammengefaßt wurden
Schuldwahn
Verarmungswahn
Hypochondrischer Wahn
Minderwertigkeitswahn: die ersten drei Wahninhalte wurden entsprechend dem AMDP-Systems codiert, letzterer, wenn die wahnhafte Überzeugung vom eigenen Nichts-Können, Nichts-Wertsein oder der eigenen Nicht-Existenz im Sinne des nihilistischen Wahns bestand. Wahn als Oberbegriff und formale Struktur wurde nach den Kriterien von Jaspers (66) definiert, wie sie auch heute noch Gültigkeit haben (80, 112, 127).

Schuldgefühle: die Definition "Schuldgefühle" im AMDP-System wurde erweitert entsprechend der psychiatrischen Tradition als "ausschließlich psychologischer Aspekt der Schuld, als Schulderlebnis, als leidvolle Erfahrung, ausgesetzt zu sein einem Vorwurf ob des Versagens vor den Forderungen verpflichtender Werte" oder vor einem überindividuellen Gesetz (64).
Beispiele: "Ich habe das Vertrauen des Arbeitgebers mißbraucht.... ich bin ein schlechter und unwerter Mensch." "Ich habe etwas getan, was mir nie verziehen werden kann." "Ich alleine bin schuld, daß die Familie zerbricht." "An meiner Krankheit bin nur ich selbst schuld, ich habe sie als gerechte Strafe verdient."

Strafvorstellungen: erfaßt wurden Bestrafungsideen und Furcht vor Strafe jeder Art, einschließlich Mißtrauen, Beziehungs- und Verfolgungsideen, wenn diese auf das melancholische Erleben des Nicht-Könnens und Nicht-Genügens oder der Schuld zurückzuführen waren.

Beispiele: "Der Arbeitgeber kontrolliert mich bereits, er hat bereits etwas gemerkt." "Die Leute im Ort schneiden mich, sie wissen was ich getan habe." "Diese Schuld werde ich nicht mehr los... dafür habe ich mein Leben lang zu büßen."

Die folgenden Begriffe umfassen die verschiedenen Bereiche und Instanzen, in denen oder denen gegenüber sich der Patient einer Pflichtverletzung schuldig gemacht zu haben glaubte:
Familie
Beruf
Religion
Sexualität
Ethik und Gesetz

Krankheitsvorwurf: die letzte Kategorie steht für den Begriff der Krankheitsschuld, wonach sich der Patient schuldig fühlt, weil er erkrankt ist. Die anderen Inhalte sind durch ihren Oberbegriff erläutert.

Verarmungsideen: definiert entsprechend der Kategorie "Verarmungsgefühle" des AMDP-Systems.
Beispiele: "Ich habe keine Vorstellung mehr, wie ich meine Familie ernähren soll."
"Ich weiß nicht, wie ich meinen Lebensunterhalt verdienen soll." "Mein ganzer Besitz ist verloren."

Klagen über körperliche Beschwerden: zusammengefaßt wurden hierunter alle Klagen über körperliche Beschwerden und Beeinträchtigungen, wenn sich der Patient thematisch-gedanklich damit auseinandersetzt. Dazu gehören auch Klagen über Störungen der Vitalgefühle oder vegetative Sensationen und hypochondrische Befürchtungen im engeren Sinne. Klagen über körperliche Beschwerden sind zu trennen von den oben erwähnten und zur psychopathologischen Form gezählten Leibgefühlsstörungen. Letztere sind ein Wahrnehmungsphänomen unabhängig von der gedanklich-thematischen Bedeutung für den Patienten. Erstere werden codiert, wenn der Körper Thema depressiven Klagens ist, unabhängig von einer zugrundeliegenden Wahrnehmung.
Beispiele: "Irgendwas muß mit mir nicht in Ordnung sein, diese ständige Müdigkeit und Abgeschlagenheit, ich mache mir ständig Gedanken darüber." "Mit diesen ständigen Schmerzen kann ich doch an gar nichts anderes mehr denken." "Ich will nur, daß diese Kopfschmerzen weggehen." "Ich muß ständig an meine Gesundheit denken."

Hypochondrie: die Kategorie wurde codiert als Sonderfall der Klagen über körperliche Beschwerden, wenn die Befürchtung geäußert wurde, an einer konkreten körperlichen Erkrankung zu leiden.
Beispiele: "Kann es sein, daß ein Tumor im Kopf ist?" "Wahrscheinlich habe ich eben doch Krebs."

Insuffizienzgefühle: definiert entsprechend der Kategorie "Insuffizienzgefühle" im AMDP-System. Auch das Gefühl des Selbstwertverlustes wurde hier codiert.

Beispiele: "Ich habe einfach ständig Angst, zu versagen." "Die Aufgaben, die beruflich auf mich zukommen, die schaffe ich einfach nicht mehr." "Am meisten macht mir Sorge, daß ich nichts mehr schaffe, nicht mehr meine alte Leistung bringe."

Selbstentfaltung: die Kategorie wurde als neue psychopathologische Thematik eingeführt, um im Rahmen des epochalen depressiven Gestaltwandels dem gesellschaftlichen Wertewandel parallel verlaufende psychopathologische Phänomene zu codieren. Grundlage war die Interpretation von LUNGERSHAUSEN (94, 95), daß die Fähigkeit zum Lebenserfolg und -genuß vermehrt zu einer Grundrichtung menschlichen Strebens geworden sei und so auch zum Inhalt depressiven Klagens. Da eine entsprechende psychopathologische Kategorie bisher nicht definiert war, wurde bei der Definition auf angrenzende Fachgebiete zurückgegriffen, wo diesbezüglich umfassende Forschungsergebnisse existieren.

Es besteht ein direkter Bezug zur Differenzierung in materialistische und postmaterialistische Werte (59, 60) oder, für unsere Zwecke besser geeignet, Selbstzwang- und Kontrollwerte bzw., konzilianter ausgedrückt, Pflicht- und Akzeptanzwerte auf der einen Seite und Selbstentfaltungswerte auf der anderen Seite (12, 16, 50, 51, 70, 72, 146). Wo erstere Werte vorherrschen, finden wir Menschen, deren Selbstkonzept zur persönlichen Identifizierung mit Tugenden veranlaßt, welche gleichzeitig sozial integrative Wirkungen haben. Sie gehen in einem Pflichtenkreis auf, der ihren eigenen Einsatz im Hinblick auf vorgegebene Zielsetzungen zum Maß der persönlichen Selbstbeurteilung werden läßt. Wo letztere Werte vorherrschen, werden die Dinge eher umgekehrt liegen, der Verwirklichung eigener Lebensinteressen wird eine zentrale Stellung zukommen. Nicht Zurückstellung eigener Lebensinteressen, sondern die Verwirklichung von hochgehaltenen Selbstwerten bestimmt das Ethos, je nach kulturellen Prägungen und Einflüssen als Hedonismus, aber auch Verwirklichung von Kreativität, Sinn oder von eigenen Fähigkeiten und Anlagen (51, 70).

Entsprechend war der Begriff "Selbstentfaltung" psychopathologisch weit definiert und umfaßte fast gegensätzliche Werte wie Hedonismus, Verwirklichung eigener Fähigkeiten, Selbstverwirklichung und die Frage nach dem Daseinssinn: der Patient sollte den Verlust von oder Mangel an Lebenserfüllung, -sinn oder -qualität, Selbstentfaltung oder Verwirklichung beklagen. Dazugehörige Begriffe waren Hedonismus (Genuß, Abwechslung, Ausleben emotionaler Bedürfnisse), Individualismus (Kreativität, Spontanität, Selbstverwirklichung, Ungebundenheit, Eigenständigkeit, Freiheit) oder Lebensglück und -sinn (Glück, Sinn, Zufriedenheit). Das Defizit sollte nicht als mangelnde Pflichterfüllung gegenüber individuellen oder gesellschaftlichen Normsystemen erlebt werden. Im Interview sollte mit einer offenen Frage dieser Bereich exploriert werden, wie : "Machen Sie sich auch Gedanken über Ihre Wünsche und Ziele, über Ihr Lebensglück, über das, was Sie erreichen und wie Sie sein wollen?"

Beispiele: "Ich kann das Leben nicht mehr genießen." "Das schlimmste ist, daß ich plötzlich nicht mehr das machen kann, was ich will." " Vorwürfe mache ich mir keine, das ist das Wichtigste, im Leben glücklich und zufrieden zu sein, und das ist plötzlich wie weg." "Was ist das für ein Leben, ich bin nicht mehr, wie ich war und mache nicht mehr, was ich will." "Es ist doch alles sinnlos, es ist doch nur noch ein Dahinvegetieren." "Mir macht zu schaffen, daß ich meine Hobbys nicht mehr machen kann." "Wie kann ich endlich wieder mein Leben genießen?" "Es muß doch mehr im Leben geben, als seine Tagespflichten zu erledigen." Ich grüble, wie ich diese

Unzufriedenheit mit mir und meinem Leben wegbekomme, alle Wünsche und Ziele sind unerreichbar."

Mehrfachnennungen waren möglich, die Überschneidungen einzelner Kategorien ergeben sich bereits aus den Definitionen.

Bei der Testung des Auswertungsschemas und dem Vergleich der Ergebnisse zweier unabhängiger Untersucher und dem Vergleich von Befragung und Inhaltsanalyse (siehe Tabelle 1 im Anhang) kamen zwei Untersucher zu weitgehenden Übereinstimmungen. Dies galt auch für die neu eingeführte Kategorie "Selbstentfaltung". Begründet kann dies sein in der sehr weiten Begriffsdefinition, die zwar wenig Phänomene ausgrenzt und so wenig Differenzen zwischen Untersuchern erzeugt, andererseits aber zu einer inhomogenen, weiter zu spezifizierenden Thematik führt. Diese Inhomogenität muß auch in den empirischen Studien einschränkend beachtet werden.
Der Vergleich Inhaltsanalyse und Befragung ergab vor allem für formale, weniger für inhaltliche psychopathologische Kategorien unterschiedliche Ergebnisse. Meist wurden vor allem erstere bei der Inhaltsanalyse weniger häufig codiert. Auch bei den inhaltlichen Kategorien blieben allerdings die mit der Inhaltsanalyse gefundenen Häufigkeiten hinter denen der Befragung zurück. Dies entspricht unseren theoretischen Annahmen beim Vergleich dieser beiden Verfahren (4.1).

4.2.2 Der Einstellungsfragebogen

Im allgemeinen Methodenteil wurde dargelegt, warum in den Untersuchungen empirische Daten an Hand soziokultureller Werte und Einstellungen verschiedener Bevölkerungsgruppen und Epochen interpretiert werden müssen. Hauptsächlich wird dabei in der Folge auf bereits gesicherte Erkenntnisse zum Wertwandel und subkulturellen Wertspezifizierungen zurückgegriffen (12, 16, 50, 51, 59, 60, 70, 72, 146). Nur ergänzend wurde ein Einstellungsfragebogen entwickelt (Abbildung 2 im Anhang), der darüber hinaus empirisch zwischen Patienten mit vorwiegend an Pflicht- und Akzeptanzwerten orientierten Einstellungen und solchen mit vorwiegend an Selbstentfaltungswerten orientierten Einstellungen differenzieren soll.
Wie Abbildung 2 im Anhang zeigt, besteht der Bogen aus vier Blöcken zu jeweils vier Items. Für jeden Block waren von den Probanden die jeweils zwei für ihn am wichtigsten Items zu markieren. Die Items 1B, 1D, 2A, 2C, 3B, 3D, 4A und 4C zählten zu den "Selbstverwirklichungs"-Items, die übrigen zu den "Pflicht"-Items. Ein Index zur Bestimmung der Pflicht/Selbstentfaltungswerthaltung basierte auf der Addition der markierten Selbstentfaltungsitems. Auf der so erhaltenen Skala können 8 Punkte erreicht werden, wobei durch Recodierung der Werte "0, 1 und 2 zu 1", "3-5 zu 2" und "6-8 zu 3" eine dreistufige Version erhalten wurde, in der der Wert 1 eine "Pflichteinstellung" beinhalten sollte, der Wert 3 eine "Selbstentfaltungseinstellung" und der Wert 2 einen "Pflicht/Selbstentfaltungsmischtyp". Die Art der Skalierung lehnt sich an die Skala zur Erfassung des Materialismus-/Postmaterialismusindex an (59, 60), die einzelnen Items wurden modifiziert aus bisherigen Untersuchungen zum Wertwandel und zu soziokulturellen Werteinstellungen ausgewählt (70, 72, 146). Die 16-Itemversion wurde

aus einer Voruntersuchung mit 24 Items an 30 Probanden gewonnen. Die 8 am seltensten gewählten Items (4 Pflicht-, 4 Selbstentfaltungsitems) wurden ausgeschlossen. Eine Testung des Fragebogens an 50 nicht psychisch kranken Probanden (Ergebnisse Tabelle 2 im Anhang) ergab eine Verteilung der drei Einstellungsformen ähnlich Untersuchungen von materialistischen/postmaterialistischen Einstellungen und Pflicht- und Selbstentfaltungswerten bei anderen Themen in der Allgemeinbevölkerung (51, 70, 72, 146).

Der Erhebungsbogen soll ausschließlich als exploratives Hilfsmittel dienen, schon aufgrund fehlender exakter Validierungsuntersuchungen, besonders auch aufgrund der prinzipiellen ungelösten Probleme der Wert- und Einstellungsforschung (51, 70, 72) wird hiermit nicht ein Instrument zur Erfassung von Werten oder stabilen Einstellungen der Bevölkerung postuliert.

4.2.3 Zusätzlich verwendete Untersuchungsinstrumente

Zur Beurteilung des Schweregrades der Depression wurde bei Befragungen die Hamilton-Depressionsskala, 21 Item-Version (49) verwendet, bei der Befragung ausschließlich deutscher Patienten wurde zusätzlich neben dieser Fremdbeurteilungsskala die BfS-Skala als Selbstbeurteilungsinstrument (156) verwendet. Validität und Reliabilität beider Skalen sind dokumentiert (22).

4.3 Die statistischen Verfahren

Die statistische Aufbereitung der Daten erfolgte in erster Linie deskriptiv. Im Falle qualitativer Merkmale wurden absolute und relative Häufigkeiten angegeben. Metrische Variablen wurden je nach Verteilung mit Hilfe ihres arithmetischen Mittelwertes und ihrer Standardabweichung, bzw. durch Median und 5%- und 95%- Quantile beschrieben. Prüfstatistische Methoden im Sinne der Überprüfung von Unterschiedshypothesen wurden entsprechend der Datenqualität, der Anzahl zu vergleichender Gruppen sowie der Abhängigkeit bzw. Unabhängigkeit der Beobachtungen ausgewählt. Hierzu zählten der chi^2-Test zum Vergleich zweier Proportionen sowie der U-Test zum Vergleich zweier unabhängiger Stichproben (8).

Als heuristisches hypothesengenerierendes Verfahren wurden zusätzlich log-lineare Analysen (multivariate Verallgemeinerung des chi^2-Unabhängigkeitstests) durchgeführt. Diese wurden eingesetzt zur simultanen Untersuchung von Zusammenhängen bzw. Interaktionen von mehr als zwei festgelegten Einflußgrößen, intervenierenden Variablen oder Zielgrößen (8). Von vornherein wurden für alle Untersuchungen die Kategorien "Schuldgefühle", "Verarmungsgefühle", "Klagen über körperliche Beschwerden", "Insuffizienzgefühle" und "Selbstentfaltung" aufgrund ihrer wesentlichen inhaltlichen Bedeutung ausgewählt und mit soziokulturellen Variablen (Geschlecht, Schulbildung und je nach Untersuchung Erkrankungsjahr, Einstellung oder Herkunftsland) verglichen.

Nur bei den Befragungen wurden die zum Kernsyndrom affektiver Psychosen gerechneten Kategorien "Antriebshemmung", "vegetative Störungen", "Leibgefühlsstörungen" und "Angst" ins log-lineare Modell aufgenommen. Bei Krankengeschichten wurde aufgrund der nicht sicheren Dignität dieser Parameter auf eine mutivariate Analyse verzichtet.

Weder der Wahn und seine Inhalte, noch die Spezifizierungen des Schulderlebens wurden multivariat verglichen, da sie jeweils bereits in den Analysen der Themen implizit enthalten sind. Sie wurden aber zur psychopathologischen Deskription der Kollektive bivariat dargestellt.

Alle signifikanten psychopathologischen Differenzen wurden mit dem U-Test auf Altersabhängigkeit überprüft.

Entsprechend der Konvention werden Unterschiede mit einer Irrtumswahrscheinlichkeit von kleiner als 5% als signifikant interpretiert.

4.4 Die Darstellung der Ergebnisse

In allen vier Teiluntersuchungen wird bei der Darstellung der Ergebnisse ein einheitliches Schema beibehalten. Soziodemographische Daten werden getrennt nach diskreten und kontinuierlichen (Alter) Variablen in 2 Tabellen dargestellt.
Bei psychopathologischen Daten halten wir uns bei der Darstellung aus heuristischen Gründen und zur besseren Strukturierung an die traditionelle Unterscheidung von Form und Inhalt (80, 129, 131), auch wenn diese Differenzierung aus einer wissenschaftstheoretischen Perspektive fragwürdig ist, da verschiedene Symptome, je nach Betrachtungsweise, sowohl als Inhalt wie als psychopathologische Form erscheinen können, und beide Strukturen sich gegenseitig bedingen.
In diesem Sinne werden in der Folge Störungen von Affektivität, Antrieb, Vegetativum und Wahrnehmung als Form in einer Tabelle dargestellt, die depressiven Themen gesondert in einer zweiten. Wahn als zunächst formales Strukturprinzip und seine inhaltlichen Ausprägungen werden in einer eigenen Tabelle aufgeführt, genau wie die inhaltlichen Spezifizierungen der Schuldgefühle.

4.5 Untersuchung I: Der epochale Gestaltwandel

4.5.1 Einleitung und Fragestellung

Der epochale Gestaltwandel endogener Depressionen wurde bereits als Paradigma der Untersuchung pathoplastisch wirksamer soziokultureller Einflußfaktoren vorgestellt, weil darin überprüft werden konnte, inwieweit der Wandel soziokultureller Lebensformen sich im System psychopathologischer Formen und Inhalte niederschlägt. Empirische Daten bis 1964 sprechen, wie dargestellt, für einen solchen Gestaltwandel. Bisher unüberprüft ist die Hypothese von LUNGERSHAUSEN (94), daß dieser sich weiter fortsetzen würde. Keine vergleichenden Untersuchungen liegen auch zu den symptomatischen oder inhaltlichen Konsequenzen soziokulturellen Wandels für endogene Depressionen in neuester Zeit vor.
Als Fragestellung für die erste Studie ergibt sich damit:
1. Weisen empirische Befunde auf einen fortgesetzten Gestaltwandel der endogenen Depression zwischen 1970 und 1990 hin?
2. Welche psychopathologischen Symptome und Inhalte sind davon betroffen?
3. Gibt es einen Zusammenhang zu parallel verlaufenden soziokulturellen Wandlungsprozessen?

4.5.2 Methodik

Alle archivierten Krankengeschichten der Psychiatrischen Universitätsklinik Erlangen-Nürnberg von 1969 oder 1970 erstmalig stationär behandelten Patienten mit der Diagnose einer endogenen Depression wurden erfaßt und mit dem oben erläuterten Erhebungsbogen inhaltsanalytisch ausgewertet(n=193). Von der statistischen Auswertung ausgeschlossen wurden die Krankengeschichten, die eines der unten angegebenen Ausschlußkriterien erfüllten (nGesamt=10, nFrauen=6, nMänner=4).
Nach dem gleichen Verfahren wurden die Krankengeschichten der 1989 oder 1990 erstmalig mit einer affektiven Psychose stationär behandelten Patienten erfaßt und eine mit der ersten Gruppe nach Zahl und Geschlechtsverhältnis (Frauen:Männer=2:1) identische Stichprobe inhaltsanalytisch ausgewertet. Der Ausschluß von der endgültigen Auswertung erfolgte nach den gleichen Kriterien (nGesamt=9, nMänner=9).

Einschlußkriterien waren:
1. Diagnose einer endogenen Depression nach den Kriterien von ICD-9 (296.1 oder 296.3) (25).
2. Stationäre Erstbehandlung 1969/1970 oder 1989/1990
3. Deutsche Staatsangehörigkeit

Ausschlußkriterien waren:
1. Organische Erkrankungen
2. Andere psychiatrische Erkrankungen
3. Differentialdiagnostische Unsicherheit, die sich in der Angabe von mehr als einer Diagnose äußert
4. Unvollständige Krankengeschichten

Die Daten wurden mit dem SPSS System (Statistical Package for the Social Sciences, SPSS Ins., Version 3.1) ausgewertet und mit den oben in 4.3 angegebenen statistischen Methoden verglichen.

4.5.3 Ergebnisse

4.5.3.1 Ergebnisse der uni- und bivariaten Analysen

Tabelle 2 zeigt den Vergleich der soziodemographischen Parameter in den beiden Aufnahmezeiträumen.

Tabelle 2: Vergleich 1969/70-1989/90: Soziodemographische Daten

	Gruppe1 69/70 n=183 n (%)	Gruppe2 89/90 n=184 n (%)	Gesamt n=367 n (%)	chi^2-Test p=
Geschlecht				0,523
männlich	55 (30,1)	61 (33,2)	116 (31,6)	
weiblich	128 (69,9)	123 (66,8)	251 (68,4)	
Konfession				0,289
evangelisch	116 (63,4)	127 (69,0)	243 (66,2)	
katholisch	67 (36,6)	57 (31,0)	124 (33,8)	
sonstige				
Familienstand				0,104
ledig	31 (17,0)	38 (20,7)	69 (18,8)	
verheiratet	131 (71,6)	129 (70,1)	260 (70,8)	
geschieden	7 (3,8)	7 (3,8)	14 (3,8)	
verwitwet	24 (7,6)	10 (5,4)	24 (6,6)	
Schulausbildung				0,214
Hauptschule	123 (67,2)	112 (60,9)	235 (64,0)	
Mittlere Schule	37 (20,2)	37 (20,1)	74 (20,2)	
Gymnasium	23 (12,6)	35 (19,0)	58 (15,8)	
Berufsausbildung				0,077
keine	79 (43,2)	59 (32,1)	138 (37,6)	
Lehre	52 (28,4)	70 (38,0)	122 (33,2)	
Fachschule	29 (15,8)	23 (12,5)	52 (14,2)	
Hochschule	23 (12,6)	32 (17,4)	55 (15,0)	
Beruf				0,000
Landwirt	20 (10,9)	13 (7,1)	33 (9,0)	
Akademischer freier Beruf	2 (1,1)	3 (1,6)	5 (1,4)	
Selbständige				
bis 9 Mitarbeiter	10 (5,5)	10 (5,4)	20 (5,4)	
über 9 Mitarbeiter	1 (0,5)	2 (1,1)	3 (0,9)	
Angestellter/Arbeiter				
einfache Tätigkeit	55 (30,1)	77 (41,8)	132 (35,9)	
selbständige Tätigkeit	35 (19,1)	41 (22,3)	76 (20,7)	
verantwortungsvolle Tätigkeit	16 (8,8)	15 (8,2)	31 (8,5)	
Hausfrau	43 (23,5)	9 (4,9)	52 (14,2)	
in Ausbildung	1 (0,5)	14 (7,6)	15 (4,0)	

Geschlechtsverteilung, Konfessionszugehörigkeit und Familienstand waren in den beiden Gruppen nicht verschieden. Schul- und Berufsausbildung unterschieden sich gering, der jeweilige Beruf signifikant im Sinne eines höheren Bildungs- und Berufsniveaus bei den 1990 aufgenommenen Patienten entsprechend allgemeiner soziodemographischer Trends (126).
Tabelle 3 zeigt den Vergleich der Altersstruktur.

Tabelle 3: Vergleich 1969/70-1989/90: Altersstruktur

	Gruppe 1 69/70 n=183	Gruppe 2 89/90 n=184	Gesamt n=367	U-Test p= 0,670
Alter (Jahre)				
Median	40,00	42,50	41,00	
5%-Quantil	25,00	23,25	24,00	
95%-Quantil	69,00	67,75	68,00	

Altersdifferenzen zwischen den Gruppen sind nicht nachweisbar, wie es bei der Beschränkung auf stationäre Erstaufnahmen aus der Literatur zu erwarten war (5, 6).

Die psychopathologischen Merkmale werden wie oben dargelegt in mehreren Untertabellen verglichen.
Die hier aufgrund von Konvention zur psychopathologischen Form zusammengefaßten Merkmale zeigt Tabelle 4.

Tabelle 4: Vergleich 1969/70 - 1989/90:
Psychopathologische Grundsymptome (Tendenz +-: 1=2, +: 2>1, -: 1>2)

	Gruppe1 69/70 n=183 n (%)	Gruppe 2 89/90 n=184 n (%)	Gesamt n=367 n (%)	chi^2-Test p=	Tendenz Gruppe 1 -> Gruppe 2
Depressive Verstimmung	183 (100,0)	184 (100,0)	367 (100,0)	1,000	+ -
Antriebs-minderung	183 (100,0)	184 (100,0)	367 (100,0)	1,000	+ -
Antriebs-hemmung	153 (83,6)	143 (77,7)	296 (80,6)	0,153	-
Angst	86 (47,9)	90 (48,9)	176 (47,9)	0,713	+
mit Panik	47 (25,7)	42 (22,8)	89 (24,3)		-
Vegetative Störungen	173 (94,5)	159 (86,4)	332 (90,5)	0,008	-
Leibgefühls-störungen	138 (75,4)	115 (62,5)	253 (68,9)	0,008	-

Statistisch signifikant seltener 1990 waren vegetative Störungen und Leibgefühlsstörungen. Alle anderen Symptome waren annähernd gleich häufig.

Die Häufigkeiten von Wahnphänomenen als formale Struktur wie ihre inhaltlichen Konkretisierungen sind dargestellt in Tabelle 5.

Tabelle 5: Vergleich 1969/70 - 1989/90: Der Wahn und seine Inhalte

	Gruppe 1 69/70 n=183 n (%)	Gruppe 2 89/90 n=184 n (%)	Gesamt n=367 n (%)	chi^2-Test p=	Tendenz Gruppe 1-> Gruppe 2
Wahn gesamt	34 (18,6)	31 (16,8)	65 (17,7)	0,664	-
Schuldwahn	17 (9,3)	19 (10,3)	36 (9,8)	0,738	+
Verarmungs- wahn	7 (3,8)	16 (8,7)	23 (6,3)	0,054	+
Hypochon- drischer Wahn	16 (8,7)	9 (4,9)	25 (6,8)	0,142	-
Minderwer- tigkeits- wahn	10 (5,5)	18 (9,8)	28 (7,6)	0,119	+

Der Wahn als Phänomen blieb etwa gleich, genauso der Schuldwahn als Unterform. Verarmungswahn und Minderwertigkeitswahn nahmen zu, der hypochondrische Wahn ab.

Tabelle 6 stellt die depressive Themenwahl vergleichend dar.

Tabelle 6: Vergleich 1969/70 - 1989/90: Psychopathologische Themenwahl

	Gruppe 1 69/70 n=183 n (%)	Gruppe 2 89/90 n=184 n (%)	Gesamt n=367 n (%)	chi^2-Test p=	Tendenz Gruppe 1 -> Gruppe 2
Schuldgefühle	59 (32,2)	50 (27,2)	109 (29,7)	0,288	-
Strafvorstellungen	16 (8,7)	12 (6,5)	28 (7,6)	0,422	-
Verarmungsgefühle	20 (10,9)	26 (14,1)	46 (12,5)	0,354	+
Klagen über körperliche Beschwerden	113 (61,7)	68 (37,0)	181 (49,3)	0,000	-
Hypochondrie	72 (39,3)	47 (25,5)	119 (32,4)	0,004	-
Insuffizienzgefühle	69 (37,7)	87 (47,3)	156 (42,5)	0,063	+
Selbstentfaltung	34 (18,6)	61 (33,2)	95 (25,8)	0,001	+

Klagen über körperliche Beschwerden und entsprechend Hypochondrie nahmen statistisch signifikant ab, Sorgen um die Selbstentfaltung dagegen 1990 zu. Tendenziell, nicht signifikant, nahmen 1990 Schuldgefühle und damit verbundene Strafvorstellungen ab, Verarmungsgefühle und Insuffizienzgefühle zu.

In Tabelle 7 werden die speziellen Inhalte der Schuld- und Selbstvorwürfe aufgeführt.

Tabelle 7: Vergleich 1969/70 - 1989/90: Die Inhalte der Selbstvorwürfe

	Gruppe 1 69/70 n=183 n (%)	Gruppe 2 89/90 n=184 n (%)	Gesamt n=367 n (%)	chi^2-Test p=	Tendenz Gruppe 1 -> Gruppe 2
Selbstvor- würfe					
Familie	43 (23,5)	50 (27,2)	93 (25,3)	0,418	+
Beruf	31 (16,9)	28 (15,2)	59 (16,0)	0,653	-
Religion	6 (3,3)	0 (0,0)	6 (1,6)	0,013	-
Sexualität	10 (5,5)	1 (0,5)	11 (2,9)	0,006	-
Ethik und Gesetz	27 (14,8)	9 (4,9)	36 (9,8)	0,001	-
Krankheits- vorwurf	26 (14,2)	30 (16,3)	56 (15,3)	0,577	+

Vorwürfe, gegen religiöse, ethische oder sexuelle Normen verstossen zu haben, waren 1990 signifikant seltener. Vorwürfe, an der Krankheit selbst schuld zu sein und Familienpflichten nicht nachgekommen zu sein, waren dagegen, wenn auch geringfügig und nicht signifikant, häufiger.

4.5.3.2 Ergebnisse der multivariaten Analyse

Die Berechnung des log-linearen Modells (Variablen: Aufnahmejahr, Schulbildung, Geschlecht, Schuldgefühle, Verarmungsgefühle, Insuffizienzgefühle, Klagen über körperliche Beschwerden, Selbstentfaltung) ergab die in Tabelle 8 zusammenfassend gezeigten auf dem 5%-Niveau signifikanten Zweier- und Dreierinteraktionen. Dargestellt werden alle signifikanten Zweierinteraktionen und alle daran beteiligten signifikanten Dreierinteraktionen. Die inhaltliche Bedeutung dieser Interaktionen wird unten im Text im Einzelnen erläutert.

Tabelle 8: Vergleich 1969/70 - 1989/90: Die signifikanten Interaktionen im log-linearen Modell.

Aufnahmejahr/Schuldgefühle	p<0,035
Aufnahmejahr/Klagen über körperliche Beschwerden	p<0,000
Schulbildung/Selbstentfaltung	p<0,000
Geschlecht/Verarmungsgefühle	p<0,042
Klagen über körperliche Beschwerden/Selbstentfaltung	p<0,000
Schuldgefühle/Selbstentfaltung	p<0,000
Schuldgefühle/Klagen über körperliche Beschwerden	p<0,000
Schuldgefühle/Verarmungsgefühle	p<0,001
Schuldgefühle/Verarmungsgefühle/Klagen über körperliche Beschwerden	p<0,032

Nach diesen multivariat ermittelten Ergebnissen waren Schuldgefühle, anders als im bivariaten Vergleich, im Aufnahmezeitraum 1989/90 signifikant seltener. Über die Bedeutung dieses Ergebnisses können die Dreierinteraktionen Aufschluß geben, deren Interpretation hier in der ersten Studie stellvertretend für spätere log-lineare Modelle zum Verständnis ausführlich dargestellt werden soll.

Bei Betrachtung der Dreierinteraktionen zeigt sich nämlich eine Wechselwirkung von Aufnahmezeitraum/Schuldgefühle/Geschlecht mit p<0,093. Die Aufschlüsselung in Vierfeldertafeln ergibt dann folgende Darstellung:

Männer Schuldgefühle		1970	1990
	Nein	n = 43	n = 43
	Ja	n = 12	n = 18
Frauen Schuldgefühle		1970	1990
	Nein	n = 81	n = 91
	Ja	n = 47	n = 32

Abbildung 1: Vierfeldertafeln zur Dreierinteraktion Aufnahmezeitraum/Schuldgefühle/Geschlecht

Die Abbildung zeigt, daß bei den Männern keine Abnahme der Schuldgefühle zu verzeichnen war, sogar eine leichte Zunahme, bei den Frauen hingegen eine deutliche Abnahme und Angleichung der prozentualen Häufigkeit an die der Männer. Unter Berücksichtigung dieses Geschlechtsunterschiedes ergibt sich in der multivariaten Analyse also ein signifikanter Zusammenhang zwischen Aufnahmezeitraum und Schuldgefühlen, der in der bivariaten Analyse ohne Kontrolle des Geschlechtseinflusses nicht deutlich wurde.

Die Bedeutung der Dreierinteraktionen soll an einem zweiten Ergebnis verdeutlicht werden: die multivariate Analyse zeigt, daß die Sorge um Selbstentfaltung bei Patienten mit höherer Schulbildung signifikant häufiger war, der hochsignifikante Zusammenhang mit dem Aufnahmezeitraum in der bivariaten Analyse (p<0,000) dagegen ist weniger deutlich (Aufnahmezeitraum/Selbstentfaltung p<0,085). Die Dreierinteraktion Aufnahmezeitraum/Schulbildung/Selbstentfaltung ist nicht signifikant (p<0,778). Ein Blick auf die jeweiligen Vierfeldertafeln in Abbildung 2 zeigt, wie dieses Ergebnis zu interpretieren ist.

```
1970:
                                    Hauptschule              Höhere Schule
Selbstent-         Nein             n = 109                  n = 40
faltung            Ja               n = 14                   n = 20


1990:
                                    Hauptschule              Höhere Schule
Selbstent-         Nein             n = 84                   n = 39
faltung            Ja               n = 28                   n = 33
```

Abbildung 2: Vierfeldertafeln zur Dreierinteraktion Aufnahmezeitraum/Schuldbildung/Selbstentfaltung

1990 ist die Kategorie Selbstentfaltung fast doppelt so häufig wie 1970, was im signifikanten Ergebnis der bivariaten Statistik zum Ausdruck kommt. Der Zuwachs tritt gleichmäßig bei Patienten mit Hauptschule und mit höherer Schulbildung auf, was in der nicht signifikanten Dreierinteraktion zum Ausdruck kommt. Die Häufigkeit bei höherer Schulbildung ist über beide Zeiträume gemessen deutlich höher als bei geringerer Schulbildung, was in der hochsignifikanten Zweierinteraktion zum Ausdruck kommt. Diese Assoziation ist deutlich höher als die zwischen 1970 und 1990. Folgende Interpretation liegt also nahe: Der Zuwachs an Patienten mit höherer Schulbildung 1990 hat einen vorhandenen Einfluß des Aufnahmejahres soweit verstärkt, daß er bivariat als weitaus größer erschien als in der multivariaten Analyse gesichert.

Die anderen in der Tabelle angegebenen signifikanten Interaktionen lesen sich wie folgt:
1990 waren Klagen über körperliche Störungen seltener als 1970.
Frauen hatten seltener Verarmungsideen.
Sorge um die Selbstentfaltung trat seltener in Zusammenhang mit Schuldgefühlen oder Klagen über körperliche Beschwerden auf.
Schuldgefühle traten häufiger in Verbindung mit Verarmungsgefühlen auf, dagegen seltener in Verbindung mit körperlichen Beschwerden.
Die signifikante Dreierbeziehung ist in diesem Falle nach den Vierfeldertafeln so zu sehen, daß Klagen über körperliche Störungen dann seltener waren, wenn bereits Schuld- und Verarmungsgefühle zusammen auftraten.

4.5.3.3 Ergebnisse der Altersvergleiche

Ein psychopathologisches Symptom zeigte statistisch signifikante Alterseinflüsse: Patienten, die sich um ihre Selbstentfaltung sorgten, waren jünger (p<0,012). Alle anderen Altersvergleiche mit dem U-Test ergaben keine signifikanten Unterschiede.

4.5.4 Interpretation und Diskussion der Ergebnisse

Die Vor- und Nachteile von Krankengeschichtenuntersuchungen wurden bereits diskutiert, ebenso wurde auf die Problematik hingewiesen, die bei der Beurteilung der angegebenen Signifikanzniveaus entsteht und bei der Übertragung der Ergebnisse von Krankenhauspopulationen auf die Gesamtheit aller affektiven Psychosen (4.1).

4.5.4.1 Zur Frage eines Kernsyndroms

Die von uns hier abstrahiert zur psychopathologischen Form gezählten Störungen von Affektivität, Antrieb, Wahrnehmung und Vegetativum erwiesen sich in der Voruntersuchung und aufgrund theoretischer Überlegungen bei Krankengeschichtenuntersuchungen als nicht sicher interpretierbar. Insofern muß noch nicht gegen ein postuliertes kulturinvariates Kernsyndrom der affektiven Psychosen sprechen, wenn in unserer Vergleichsuntersuchung vegetative Störungen und Leibgefühlsstörungen, die gerade zu diesem Kernsyndrom gezählt werden, im Abnehmen begriffen waren. Wir werden vor allem im Zusammenhang mit inhaltlichen Klagen über körperliche Beschwerden, die ja auch abgenommen haben, auf mögliche Gründe zurückkommen.

Bei den anderen Symptomen dieses Bereiches, denen von Affektivität und Antrieb zeigte sich eine Zeitkonstanz: die Ubiquitarität von depressiver Verstimmung und Antriebsminderung ergibt sich in dieser, auch in allen anderen Untersuchungen, daraus, daß diese zwar nicht die endogene Depression, aber doch die affektive Störung ganz allgemein charakterisieren und so in unseren Studien als Definitionskriterium nie fehlen. Neben diesem allgemeinen affektiven Syndrom würden bisher als Kandidaten für eine kulturinvariante formale Charakterisierung der endogenen Depressionen nur die Antriebshemmung und die Angst zählen. Prinzipiell könnten aufgrund ihrer Konstanz auch die paroxysmalen Angstzustände hinzugezählt werden, die bei allen älteren wie neueren Auszählungen in der Literatur wie bei uns mit gleicher Häufigkeit von etwa 25% angegeben werden (83, 92), oder auch der Wahn als allgemeine Struktur, der in der Literatur ähnlich unseren Ergebnissen seit Jahrzehnten mit Häufigkeiten um 20% aufgeführt wird (82). Letztendlich bleiben beide Phänomene aber zu selten, als daß sie zu einem Kernsyndrom gerechnet werden sollten.

4.5.4.2 Zum Vergleich der psychopathologischen Daten mit der Literatur

Die Interpretation der psychopathologischen Inhalte und Themen an Hand von Krankengeschichten ist nach unserer methodischen Annahme im Vergleich zur psychopathologischen Form weniger problematisch. Ein Blick auf Befunde anderer Untersucher sollte aber die Plausibilität und Konsistenz unserer diesbezüglichen Ergebnisse erhöhen. Bei den Themen des Wahns zeigen auch neuere retrospektive wie prospektive Erhebungen (83, 145) wie hier ein Überwiegen des Schuldwahns. Die Untersucher fanden ähnlich unseren Ergebnissen beim Schuldwahn Häufigkeiten zwischen 10 und 11,3%, beim hypochondrischen Wahn zwischen 2,4 und 5,6%. Der Verarmungswahn wurde mit 2,4-7,5% eher seltener gezählt als in unserer Untersuchung, zum Minderwertigkeitswahn fehlen Vergleichsdaten. Die von uns 1970 gefundenen Häufigkeiten der Depressionsinhalte bewegen sich meist in der Spannweite der in der Literatur beim epochalen Gestaltwandel bis 1963 angegebenen Häufigkeiten, wie sie der Literaturüberblick in Tabelle 1 zeigt.

Für die jüngeren Daten zu den nicht wahngebundenen Themen fehlen Vergleichsmöglichkeiten weitgehend. Immerhin fand KUHS (83) in einem prospektiven Studienaufbau, mit allerdings anderen psychopathologischen Definitionen und einer anderen Zusammensetzung des Kollektivs, 1990 ähnliche Werte wie wir für Klagen über körperliche Beschwerden, Insuffizienzgefühle, Selbstvorwürfe in Bezug auf den Beruf und Strafvorstellungen. Schuldgefühle waren geringfügig häufiger, Verarmungsängste sogar doppelt so häufig.

Insgesamt sollte deutlich geworden sein, daß die von uns ermittelten psychopathologischen Profile im Lichte der bisherigen Literatur durchaus konsistent und plausibel sind, auch wenn verschiedene Methoden Vergleiche nur eingeschränkt ermöglichen.

4.5.4.3 Zur Frage eines epochalen Wandels depressiver Thematik - der reine Zeitvergleich

Wie haben sich in einem deskriptiven Sinne die Inhalte endogener Depressionen von 1970 bis 1990 geändert, welche sind in der Klinik seltener, welche häufiger zu erfragen? Aus dieser Perspektive wurden zwischen 1970 und 1990, wenn auch nicht immer statistisch signifikant, Schuldgefühle, besonders bezüglich religiöser, ethischer oder sexueller Normen, seltener, letztendlich alles Kategorien, bei denen der Blick aufs "Nicht-Ich" gerichtet ist, sei es als Verpflichtung gegenüber dem überindividuellen Gesetz oder als Auseinandersetzung mit dem mitmenschlichen Gegenüber. Es scheint sich darin also ein bis 1970 in der Literatur konstatierter Trend fortzusetzen (vergleiche 3.1.1). Gegen den in der Literatur bis zu diesem Zeitpunkt berichteten Trend steht die signifikante Abnahme der körperbezogenen Klagen, einer ausschließlich dem Ich und seiner Bedrohung verpflichteten Beschwerde. Ähnlich strukturierte, also primär mit dem Blick aufs Ich gerichtete Inhalte hingegen nahmen zu: nur geringfügig Verarmungsgefühle, deutlicher in Fortsetzung der in früherer Literatur bis 1963 beschriebenen Entwicklung die Insuffizienzgefühle und statistisch signifikant in der bivariaten Analyse der weit gespannte Bereich der Selbstentfaltung.
Bis jetzt läßt sich damit aus den Ergebnissen folgern, daß die Gestalt der endogenen Depression zwischen 1969/70 und 1989/90 tatsächlich einen Wandel erfahren hat und zwar in Form einer zunehmenden Aktualisierung von Themen, deren primäre Perspektive auf das Ich und dessen Vermögen und Entfaltung gerichtet ist, also auf eine zunehmende "Selbstermächtigung" des Ichs (auf die Problematik der körperlichen Klagen soll unten an Hand der multivariaten Analyse eingegangen werden). Dafür treten, wenn auch weniger deutlicher, die Themen zurück, die mit dem Wertekreis "Pflicht und Akzeptanz" verbunden sind und deren primäre Perspektive das "Nicht-Ich" ist, aus der dann erst sekundär die Bedrohung des Ichs erwächst.

Entsprechend unserem Postulat, daß psychopathologischer Wandel parallel gesellschaftlichem Wandel verlaufen soll, findet sich auch tatsächlich darin eine Entsprechung zwischen dem jeweiligen Zeitgeist und den hier gefundenen verschiedenen Ausdrucksformen der endogenen Depression, als ähnliche Verschiebungen nämlich auch im Rahmen eines allgemeinen soziokulturellen Wertwandel stattgefunden haben. Dieser wurde ursprünglich vor allem unter dem

Schlagwort des Übergangs von materialistischen zu postmaterialistischen Werthaltungen bekannt (59, 60), für die vorliegende Fragestellung adäquater und nach bisherigen Kenntnissen der Empirie angemessener ist die Beschreibung dieses Wandels als Übergang von Pflicht- und Akzeptanzwerten zu Selbstentfaltungswerten (51, 70, 72). Nach empirischen Untersuchungen traten zwischen etwa 1965 und 1975 erstere zunehmend zugunsten letzterer zurück und dies vor allem bei höheren Bildungsschichten und jüngeren Altersgruppen (51, 70, 72). Zur Erläuterung sei an die Definition der Kategorie "Selbstentfaltung" erinnert: wo erstere Werte (Pflicht und Akzeptanz) vorherrschen, finden wir Menschen, deren Selbstkonzept zur persönlichen Identifizierung mit Tugenden veranlaßt, welche gleichzeitig sozial integrative Wirkungen haben, sie gehen in einem gesellschaftlich definierten Pflichtenkreis auf. Wo letztere Werte (Selbstentfaltung) vorherrschen, werden die Dinge eher umgekehrt liegen, den eigenen Wünschen wird eine zentrale Perspektive zukommen. Nicht Zurückstellung eigener Lebensinteressen, sondern die Verwirklichung von hochgehaltenen Selbstwerten bestimmt das Ethos, je nach kulturellen Prägungen und Einflüssen als Hedonismus, aber auch Verwirklichung von Kreativität, Sinn oder von eigenen Fähigkeiten und Anlagen (51, 70).

Mit diesem Zurückweichen einer Gesinnungsethik ist zugleich ein Abbau der Orientierung an übernommenen Geboten, Moralvorstellungen, Sitten, Traditionen, Bräuchen und Gewohnheiten verbunden, die in vergangenen Epochen das Handeln detailliert bestimmt haben. Damit nimmt auch bei vielen Menschen die Bereitschaft ab, aus einer altruistischen Gesinnung heraus uneigennützig zu handeln. Stattdessen erlebt sich der Einzelne - tendenziell gesehen - immer mehr als Bezugspunkt für ein zweckrationales Handeln, das vorrangig auf Steigerung des individuellen Nutzens und Lebensglückes, zumindest auf eine ausgeglichene Bilanz des Gebens und Nehmens im Rahmen des sozialen Zusammenlebens ausgerichtet ist (51). Aus einer psychiatrischen Perspektive hat LUNGERSHAUSEN 1973 (94) diesen Wandel bereits bei Patienten mit zyklothymen Depressionen als zunehmende Sorge um "die Fähigkeit zum Lebenserfolg und -genuss" feststellen können.

Die Frage, inwieweit in jüngster Vergangenheit eine Abwertung dieser Charakterwerte und Tugenden der bürgerlich-asketischen Arbeits- und Pflichtethik zugunsten einer Aufwertung wirtschaftsferner, individueller Selbstverwirklichungs- und Persönlichkeitswerte stattgefunden hat, wird in der soziologischen Literatur auch kontrovers diskutiert (12, 20, 50, 51). Aufgrund empirischer Daten schätzt KMETSCHIAK allerdings die "konsistent feststellbare Rangreduktion von Berufs- und Leistungsorientierungen zugunsten einer privatistisch-hedonistischen Haltung....als zentrales Phänomen des Wertwandels in der Bundesrepublik Deutschland" ein (72). Deutlich wird hierbei die Problematik des Leistungsbegriffes, der einerseits der Pflicht-, andererseits der Selbstverwirklichungsperspektive zuzugehören scheint. Letztere manifestiert sich vor allem im Sinne des Lebenserfolges. Entsprechend bleibt offen, ob ein Zuwachs von Insuffizienzideen Ausdruck persistierender pflicht- oder zunehmender lebenserfolgsorientierter Einstellung ist. In unserer Untersuchung nahmen entsprechend die Insuffizienzideen geringer zu als bis 1970, wie wenn ein Gleichgewichtszustand beider Aspekte des Leistungsthemas bereits fast erreicht wäre.

Weitgehende Einigkeit herrscht zumindest in der soziologischen Theorie, daß, neben dem Vorherrschen jüngerer, gut ausgebildeter Menschen als Träger heutiger

Umwertungstendenzen (51, 70, 72), die Beschränkung auf die angegebenen Wertbereiche beim heutigen Wertepluralismus moderner Gesellschaften nur einen, wenn auch wesentlichen, Ausschnitt gesamter Wertwandlungsbewegungen darstellen kann (12, 20, 33, 50). Aufgrund dieser vielfältigen Vermischungen sollte daher weniger der Begriff des Wandels, als der der Diffusion älterer und neuerer Werthaltungen und Einstellungen der adäquate Begriff sein (70).

Vor dem Hintergrund dieser Theorie allgemeinen soziokulturellen Wandels ergibt sich jetzt als psychopathologische Struktur, daß der Rückgang der Inhalte, die hier mit Pflicht- und Akzeptanzwerten in Zusammenhang gebracht wurden (Schuld und ihre Inhalte), bereits vor 1970 evident war und sich verlangsamt fortsetzte parallel dem beschriebenen soziokulturellen Wandel. In diese Lücke, die der Verlust des überindividuellen Gesetzes geöffnet hat, trat thematisch die Sorge um die Verwirklichung der eigenen Person zunehmend ein. Das Individuum selbst und die Verwirklichung seiner Persönlichkeit werden angesichts des drohenden Scheiterns zum Thema in der Depression. Fast wie eine späte Internalisierung existentialistischen Gedankenguts klingt es, wenn die Sorge um das Ich und die Verwirklichung des eigenen Lebensentwurfes die Sorge verdrängt um das Ich und seine Sicherheit, wozu ja auch das Überleben in der Gemeinschaft mit der Akzeptanz eines überindividuellen Gesetzes und seinen Verpflichtungen gehört. Über diesen ersten, im reinen Zeitvergleich gewonnenen interpretativen Entwurf hinaus wird später die Betrachtung der multivariaten Analyse weitere Perspektiven öffnen können.

Nun läßt dieser so verstandene Gestaltwandel unsere bisherigen Vorstellungen von der Zyklothymie nicht unberührt, relativiert diese Sorge um Selbstentfaltung und Leistung doch die Rede K. SCHNEIDERS von den Urängsten (Schuld, Verarmung, Gesundheit), die in der Depression aktualisiert werden (130), auch Vorstellungen, daß jede endogene Depression eine Schulddepression sei (40) oder moderne Diagnosesysteme, die nach wie vor die Melancholie über die Inhalte Schuld und Selbstvorwurf kategorisieren (26).

Zwei alternative Erklärungen für diese Diskrepanz stehen letztendlich unentscheidbar nebeneinander: Gibt es diese überzeitliche Sorgestruktur K. Schneiders, und mag sie auch nach wie vor den endogenen Depressionen zugrundeliegen, so bedarf es zur Zeit zumindest nicht mehr ihrer Aktualisierung aufgrund soziokultureller Rahmenbedingungen, in denen umsorgte "alte Werte" vergleichsweise sicher erscheinen im Vergleich zu anderen Werten, wie dem der Selbstenfaltung, deren Verwirklichung in der neueren Zeit zum alltäglichen Problem geworden sein mag. Oder sind alternativ die Urängste selbst einem permanenten gesellschaftlichen Wandel unterworfen und haben sich von der Sorge ums reine Sein zur Sorge um die Entfaltung eines individuellen Seins entwickelt, so daß dann der hier beschriebene Gestaltwandel tatsächlich Ausdruck eines zugrundeliegenden, tiefgehenden und über die Grenzen der Depression hinausgehenden gesellschaftlichen Wertewandels wäre.

Auch der Begriff des Wandels, der bisher wie selbstverständlich verwendet wurde, sollte an dieser Stelle wie für die soziologische Theorie relativiert werden, da ja die Ergebnisse nicht für einen solchen im Sinne einer Ablösung kontrastierender Wertorientierungen und Depressionsinhalte sprechen, vielmehr für eine Diffusion, einen konkurrierenden Pluralismus von Werten und depressiven Inhalten. Wie besonders die multivariate

Analyse zeigt, nehmen nicht alle Kategorien für alle Patientengruppen gleichmäßig zu oder ab, keine Kategorie verschwindet, auch Selbstenfaltung ist kein neues, allenfalls ein im Zunehmen begriffenes Thema. Ähnlich wie beim gesellschaftlichen Wertwandel, wo deswegen der Begriff der Wertediffusion als der adäquate vorgezogen wird (51, 70), wäre so wohl auch der Begriff der Gestaltdiffusion der angemessenere Begriff für die gefundenen Ergebnisse bei den affektiven Psychosen.

Der reine Zeitvergleich offenbart über das Gesagte hinaus auch für den Kliniker zwei Erkenntnisse von unmittelbarer Relevanz. Zum einen muß das Erscheinungsbild der endogenen Depression, wie es vom Psychiater gesehen und klinisch zur Diagnostik herangezogen wird, in einem möglicherweise permanenten Erkenntnisprozeß immer wieder neu definiert werden. So ist jetzt, wenn um die Jahrhundertmitte der Begriff der "Schulddepression" adäquat war, 1990 der der "Verlustdepressionen" vielleicht der geeignetere: der Kranke hat bereits verloren oder sorgt sich um den Verlust von Freiheit, Individualität oder den drohenden Verlust "der Fähigkeiten zum Lebenserfolg und Lebensgenuß" (94).

Zum zweiten müssen die Grenzen zu anderen Depressionsformen, vor allem den reaktiven und neurotischen, gleichfalls ständig neu überdacht werden. Auch die affektiven Psychosen sind nach unseren Ergebnissen, anders als in der Rede vom depressiven Autismus (78), an die aktuellen Inhalte ihrer Zeit gebunden, thematisieren dazu noch immer häufiger individuelle Themen wie Selbstentfaltung. Wenn inhaltliche Grenzen der Depressionsformen in dieser Weise zunehmend Überschneidungen aufweisen, so gilt für jede Diagnostik um so mehr die Bedeutsamkeit der formalen psychopathologischen Struktur, des Verlaufes und soweit möglich der Ätiologie.

4.5.4.4 Zur Frage eines epochalen Wandels depressiver Thematik - der multivariate Vergleich

Bisher wurde im bivariaten Modell die Gestalt der endogenen Depression in den zwei Zeiträumen verglichen und mit entsprechenden soziokulturellen Epochen in Zusammenhang gebracht. Ob ein solcher Zusammenhang zwischen dem jeweiligen Erkrankungsjahr und der entsprechenden Themenwahl wesentlich zeitgebunden ist, wie in der bisherigen Interpretation angenommen, oder ob komplexere Strukturzusammenhänge eine Interaktion der Themen untereinander und mit anderen, nicht epochalen soziokulturellen Faktoren wahrscheinlich machen, kann erst die multivariate Analyse zeigen. Die Analyse der zentralen Themen in Verbindung mit Aufnahmejahr, Schulbildung und Geschlecht bestätigte so, aber relativierte auch den bisherigen Vergleich der Ergebnisse.

Der bivariate Epochenvergleich zeigte eine Abnahme der Schuldgefühle, die fehlende statistische Signifikanz ließ uns aber lediglich von einem Trend sprechen und legte die Annahme nahe, daß bereits 1970 die Ablösung der Pflichtinhalte weitgehend vollzogen war. Die multivariate Analyse hingegen offenbarte einen statistisch signifikanten Zusammenhang des Rückgangs der Schuldgefühle mit dem Erkrankungsjahr, fügt sich damit besser in die oben zugrundegelegte Theorie soziokulturellen Wandels ein. Grund dafür, daß der Blick auf die Gesamtheit endogener Depressionen diesen Zusammenhang weniger deutlich hervortreten ließ, war, daß der Rückgang der Schuldgefühle bei den

Männern zwar 1970 abgeschlossen war, nicht aber bei den Frauen, die sich gleichsam verspätet dem Gestaltwandel anschlossen. Dies ist konsistent mit modernen Sozialstrukturanalysen, wonach eine zunehmende Angleichung geschlechtsgebundener Rollen und Wertsysteme in den letzten Jahrzehnten stattgefunden hat (12, 55, 126).
In diese Richtung einer Rollenangleichung weist auch, daß, abgesehen von den selteneren Verarmungsgefühlen bei Frauen, die Analyse keine geschlechtsspezifischen inhaltlichen Unterschiede aufweisen konnte.
Auf der anderen Seite ist der im bivariaten Modell hochsignifikante Zusammenhang zwischen Aufnahmejahr und dem Inhalt Selbstverwirklichung zurückgetreten hinter der Interaktion dieses Inhalts mit der Schulbildung als bestimmendem Faktor. Die Ergebnisse zeigen ja, daß dieser Zusammenhang 1970 wie 1990 gleichermaßen bestand, nur Patienten mit höherer Schulbildung häufiger wurden. Von daher bedürfen unsere Interpretationen des thematischen Gestaltwandels als Ausdruck gesellschaftlichen Wertewandels der Ergänzung: wie in der Werteforschung davon ausgegangen werden mußte, daß neuere Werte, wie die Selbstentfaltungswerte, sich vor allem in höheren Bildungsschichten manifestieren, und somit nicht nur als Folge eines nicht näher erfaßbaren Zeitgeistes, sondern auch im Zusammenhang mit soziodemographischen Trends verschiedene Wertsysteme in ihrer Bedeutung sich ablösen, so ist auch der epochale Gestaltwandel der endogenen Depression bezüglich des Themas der Selbstentfaltung des Individuums nicht nur Ausdruck verschiedenen Zeitgeistes, sondern mehr noch Ausdruck verschiedener Bildung und damit implizierten unterschiedlichen Werthaltungen und Einstellungen. Auf einer tieferen Ebene wird damit aber der Zusammenhang zwischen soziokulturellen Lebensformen und der Psychopathologie der affektiven Psychosen eher gestützt als entkräftet. Genauso erscheint auch aus dieser Perspektive der Begriff der Gestaltdiffusion erneut gerechtfertigt.

Als drittes wesentliches Ergebnis der multivariaten Analyse bleibt der Befund einer signifikanten Abnahme der Klagen über körperliche Beschwerden bestehen, ohne daß die Analyse einen engen Zusammenhang mit dem Bildungsniveau erkennen ließ. Aufgrund der Literaturübersicht wäre eher ein Ansteigen dieser Klagen und ein stärkerer Einfluß unterer Bildungsschichten zu erwarten gewesen. Die Interpretation, daß körperbezogene Klagen als eine mögliche Form der primär ichbezogenen Themen von der Sorge um Selbstentfaltung abgelöst wurden, wie durch den negativen Zusammenhang dieser Themen nahegelegt, läßt sich nicht aufrecht erhalten. Wir hätten sonst in der multivariaten Analyse eine Beziehung zwischen Aufnahmejahr, Körper- und Selbstentfaltungsthema finden müssen. Es bleibt so nur die Feststellung, daß wir die Thematisierung des Körpers in der endogenen Depression als epochales Phänomen festhalten müssen, das nach einer Zunahme bis 1970 zwar nach wie vor häufig, aber im Abnehmen begriffen ist.

Bisher wurden nur epochale Unterschiede thematisiert, abschließend soll auch auf die wesentlichen überzeitlichen thematischen Phänomene endogener Depressionen eingegangen werden. Wenn auch die Rede vom depressiven Autismus (78) nicht bestätigt werden konnte, so weisen das Vorkommen des Wahns ansich und zumindest teilweise auch seiner einzelnen Inhalte durchaus noch in eine solche Richtung. Gleichsam als Nebeneffekt der Untersuchung wurde auch ein anderer traditioneller psychopathologischer Zusammenhang gestützt: Schuldgefühle, Verarmungsgefühle und körperliche Klagen, also die bereits benannten Urängste K. SCHNEIDERS (130), bleiben zwar nicht in ihren einzelnen Häufigkeiten in der multivariaten Analyse unverändert, sie behalten aber bei allem Wechsel in der Zeit eine davon unabhängige überzeitliche Zusammenhangstruktur bei und somit auch einen zentralen Stellenwert in der Psychopathologie der affektiven Psychosen. Vor allem das häufige solitäre Auftreten der Körperklage in Absenz der anderen Themen bestätigt frühere Annahmen zur hypochondrischen Depression (97, 125, 151, 153).

4.5.4.5 Beantwortung der Fragen von Untersuchung I

Zusammengefaßt fanden sich eindeutige Hinweise auf einen fortgesetzten epochalen Gestaltwandel der endogenen Depression, vor allem bei den Themen "Schuldgefühle" und den jeweiligen Schuldinhalten, "Klagen über körperliche Beschwerden" und "Hypochondrie" sowie "Selbstentfaltung". Dabei war vor allem für die Thematisierung des Körperlichen in dieser Untersuchung der Zeiteinfluß allein bestimmend, für die anderen mußten die Einflüsse von Schulbildung und Geschlecht zur Erklärung mitherangezogen werden. In allen Fällen, abgesehen vom Körperthema, blieb die Verbindung mit einem parallelen soziokulturellen Wertewandel evident in Form eines Übergangs von Pflicht- zu Selbstentfaltungswerten.

4.6 Untersuchung II: Der Vergleich verschiedener Bildungsschichten

4.6.1 Einleitung und Fragestellung

Die Frage nach dem soziokulturellen pathoplastischen Einfluß der Bildungsschicht wurde als zweites Paradigma intrakultureller Vergleiche gewählt, weil sich in den jeweiligen Bildungsschichten in Form differenter Lebensformen und Werte differente soziokulturelle Gruppierungen manifestieren. Dies heißt weder, daß sich die verschiedenen Bildungsschichten nicht in der Mehrzahl ihrer Wertüberzeugungen oder Lebensstile auch ähneln, noch, daß nicht auch andere Differenzierungen, z. B. nach Beruf, Lebensstil oder Herkunft möglich sind. Nur läßt sich Bildung in Form des erreichten Schulabschlusses reliabel erfassen und strukturieren, und zu den damit jeweils verknüpften soziokulturellen Lebensformen und Werten liegen bereits empirische Untersuchungen vor (18, 51, 70, 72). Dazu kommt, daß die vorangegangene Untersuchung zum epochalen Gestaltwandel bereits einen Einfluß der Bildung auf den Inhalt "Selbstentfaltung" deutlich gemacht hat, der noch nicht überprüft ist. Wenn auch in Untersuchung I nicht bestätigt, so geht die bisherige Literatur von einer zweiten Differenz aus: einem Überwiegen der Thematisierung körperlicher Beschwerden in unteren Bildungs- und Sozialschichten. Diese Hypothese ist bisher ebenfalls nicht direkt überprüft. Für die vorliegende Untersuchung ergeben sich daraus folgende Fragestellungen:
1. Besteht ein pathoplastischer Zusammenhang zwischen erreichtem Bildungsabschluß und affektiven Psychosen?
2. Welche psychopathologischen Merkmale bleiben unbeeinflußt bzw. welche werden beeinflußt?
3. Ist ein solcher Zusammenhang mit entsprechend differenten Werteinstellungen verknüpft?

4.6.2 Methodik

Untersucht wurden 50 Patienten mit Hauptschulbesuch und 50 Patienten mit der allgemeinen Hochschulreife, die zwischen 1989 und 1991 erstmalig in der Psychiatrischen Universitätsklinik Erlangen-Nürnberg stationär behandelt wurden. Es wurde folgendes Schema angewandt: 25 konsekutiv aufgenommene weibliche Patienten und 25 konsekutiv aufgenommene männliche Patienten mit Hauptschulbesuch, sowie 25 konsekutiv aufgenommene weibliche Patienten und 25 konsekutiv aufgenommene männliche Patienten mit Abitur wurden in die Untersuchung aufgenommen, wenn sie die folgenden Ein- und Ausschlußkriterien erfüllt hatten.
Einschlußkriterien waren:
1. Diagnose einer endogenen Depression nach ICD-9 (296.1 oder 296.3) und gleichzeitig Diagnose einer "Major Depression" nach DSM-III-R, mittel oder schwer (296.22, 296.24, 296.32, 296.33 oder 296.34) (25, 26).

2. Stationäre Erstaufnahme und gleichzeitig Erstbehandlung einer affektiven Erkrankung.
3. Alter 20-65 Jahre
Ausschlußkriterien waren:
1. Organische Erkrankungen.
2. Andere psychiatrische Erkrankungen.
Die Patienten wurden an Hand des erläuterten Erhebungsbogens mit einem semistrukturierten Interview untersucht. Der Schweregrad der Depression wurde vom Untersucher mit der Hamilton-Depressionsskala (49) bewertet. Vor der Untersuchung füllten die Patienten den bereits erläuterten Einstellungsfragebogen (4.2.2) und die BfS-Skala (156) aus.

Die Daten wurden mit dem SPSS-Programm nach den angegebenen statistischen Methoden (4.3) ausgewertet.

4.6.3. Ergebnisse

4.6.3.1 Ergebnisse der uni- und bivariaten Analysen

Die soziodemographischen Parameter sind in Tabelle 9 dargestellt.

Tabelle 9: Vergleich unterschiedlicher Bildungsschichten - die soziodemographischen Daten

	Gruppe 1 Hauptschule n=50 n(%)	Gruppe 2 Höhere Schule n=50 n(%)	Gesamt n=100 n(%)	chi^2-Test p=
Geschlecht				1,000
männlich	25(50,0)	25(50,0)	50(50,0)	
weiblich	25(50,0)	25(50,0)	50(50,0)	
Konfession				0,548
evangelisch	27(54,0)	24(48,0)	51(51,0)	
katholisch	23(46,0)	26(52,0)	49(49,0)	
Familienstand				0,330
ledig	8(16,0)	10(20,0)	18(18,0)	
verheiratet	41(82,0)	35(70,0)	76(76,0)	
geschieden	1 (2,0)	4 (8,0)	5 (5,0)	
verwitwet	0 (0,0)	1 (2,0)	1 (1,0)	
Berufsausbildung				0,000
keine	17(34,0)	1 (2,0)	18(18,0)	
Lehre	31(62,0)	3 (6,0)	34(34,0)	
Fachschule	2 (4,0)	20(40,0)	22(22,0)	
Hochschule	0 (0,0)	26(52,0)	26(26,0)	
Beruf				0,000
Landwirt	3 (6,0)	0 (0,0)	3 (3,0)	
Akademischer freier Beruf	0 (0,0)	1 (2,0)	1 (1,0)	
Selbständiger bis 9 Mitarbeiter	2 (4,0)	1 (2,0)	3 (3,0)	
über 9 Mitarbeiter	1 (2,0)	2 (4,0)	3 (3,0)	
Arbeiter/Angestellter einfache Tätigkeit	27(54,0)	6(12,0)	33(33,0)	
selbständige Tätigkeit	14(28,0)	20(40,0)	34(34,0)	
verantwortungsvolle Tätigkeit	0 (0,0)	14(28,0)	14(14,0)	
Hausfrau	3 (6,0)	0 (0,0)	3 (3,0)	
in Ausbildung	0 (0,0)	6(12,0)	6 (6,0)	

Entsprechend dem Studienaufbau war die Geschlechtsverteilung in beiden Gruppen gleich. Auch bezüglich Konfession und Familienstand unterschieden sie sich nicht.

Berufsausbildung und Beruf waren verschieden, wie es bei unterschiedlicher Schulbildung zu erwarten war.

Die Altersstruktur der beiden Gruppen zeigt Tabelle 10.

Tabelle 10: Vergleich unterschiedlicher Bildungsschichten - die Altersverteilung

	Gruppe 1 Hauptschule n=50	Gruppe 2 Höhere Schule n=50	Gesamt n=100	U-Test
Alter (Jahre)				p=0,219
Median	40,50	38,00	39,00	
5%-Quantil	23,50	25,00	24,00	
95%-Quantil	61,00	60,50	61,00	

Mit dem U-Test zeigten sich keine statistisch signifikanten Unterschiede der Altersstruktur entsprechend bisherigen Kenntnissen zum Alter bei Erstbehandlungen (5, 6).

Die psychopathologischen Merkmale sind entsprechend der ersten Untersuchung strukturiert.
Zuerst zeigt Tabelle 11 die zur psychopathologischen Form gerechneten Merkmale.

Tabelle 11: Vergleich unterschiedlicher Bildungsschichten - die psychopathologischen Formen(+-:1=2,+:2>1, -:1>2)

	Gruppe 1 Hauptschule n=50 n(%)	Gruppe 2 Höhere Schule n=50 n(%)	Gesamt n=100 n(%)	chi^2-Test p=	Tendenz Gruppe 1-> Gruppe 2
Depressive Verstimmung	50(100,0)	50(100,0)	100(100,0)	1,000	+ -
Antriebsminderung	50(100,0)	50(100,0)	100(100,0)	1,000	+ -
Antriebshemmung	48 (96,0)	46 (92,0)	94 (94,0)	0,399	-
Angst	26 (52,0)	25 (50,0)	51 (51,0)	0,841	-
mit Panik	17 (34,0)	11 (22,0)	28 (28,0)	0,181	-
Vegetative Störungen	39 (78,0)	35 (70,0)	74 (74,0)	0,362	-
Leibgefühlsstörungen	35 (70,9)	30 (60,0)	65 (65,0)	0,295	-

Die beiden Gruppen zeigten keine statistisch signifikanten Unterschiede. Bei Patienten mit Hauptschulbesuch bestand aber eine deutliche Tendenz zu mehr paroxysmalen Angstzuständen, vegetativen Störungen und Leibgefühlsstörungen.

Der Wahn und seine verschiedenen Inhalte sind in Tabelle 12 verglichen.

Tabelle 12: Vergleich unterschiedlicher Bildungsschichten - der Wahn und seine Inhalte (Tendenz vgl. Tab.11)

	Gruppe 1 Hauptschule n=50 n(%)	Gruppe 2 Höhere Schule n=50 n(%)	Gesamt n=100 n(%)	chi^2-Test p=	Tendenz Gruppe 1-> Gruppe 2
Wahn gesamt	8(16,0)	7(14,0)	15(15,0)	0,779	-
Schuldwahn	3 (6,0)	6(12,0)	9 (9,0)	0,295	+
Verarmungswahn	1 (2,0)	0 (0,0)	1 (1,0)	0,315	-
Hypochondrischer Wahn	7(14,0)	2 (4,0)	9 (9,0)	0,081	
Minderwertigkeitswahn	1 (2,0)	4 (8,0)	5 (5,0)	0,169	+

Wahn als Strukturphänomen kam in beiden Gruppen fast gleich häufig vor. Bei Gruppe 1 war der hypochondrische Wahn häufiger, bei Gruppe 2 Schuld- und Minderwertigkeitswahn, nie allerdings signifikant.

Die psychopathologische Themenwahl ist in Tabelle 13 dargestellt.

Tabelle 13: Vergleich unterschiedlicher Bildungsschichten - die psychopathologischen Themen

	Gruppe 1 Haupt- schule n=50 n(%)	Gruppe 2 Höhere Schule n=50 n(%)	Gesamt n=100 n(%)	chi^2-Test p=	Tendenz Gruppe 1 -> Gruppe 2
Schuldgefühle	15 (30,0)	16 (32,0)	31 (31,0)	0,829	+
Strafvorstel- lungen	6 (12,0)	2 (4,0)	8 (8,0)	0,140	-
Verarmungs- gefühle	9 (18,0)	7 (14,0)	16 (16,0)	0,588	-
Klagen über körperliche Beschwerden	35 (70,0)	7 (14,0)	42 (42,0)	0,000	-
Hypochondrie	21 (42,0)	5 (10,0)	26 (26,0)	0,000	-
Insuffizienz- gefühle	24 (48,0)	33 (66,0)	57 (57,0)	0,069	+
Selbstent- faltung	10 (20,0)	34 (68,0)	44 (44,0)	0,000	+

Bei Gruppe 1 traten Klagen über körperliche Beschwerden und Hypochondrie signifikant häufiger auf, bei Gruppe 2 die Sorge um die Selbstentfaltung. Nur tendenziell öfter thematisierten Patienten mit Hauptschule Strafvorstellungen und Verarmungsgefühle, Patienten mit Abitur Insuffizienzgefühle.

Die Inhalte der Selbstvorwürfe ergeben sich aus Tabelle 14.

Tabelle 14: Vergleich unterschiedlicher Bildungsschichten - die Schuldinhalte

	Gruppe 1 Haupt- schule n=50 n(%)	Gruppe 2 Höhere Schule n=50 n(%)	Gesamt n=100 n(%)	chi^2-Test p=	Tendenz Gruppe 1 -> Gruppe 2
Selbstvorwürfe					
Familie	12(24,9)	15(30,0)	27(27,0)	0,499	+
Beruf	15(30,0)	12(24,0)	27(27,0)	0,499	-
Religion	2 (4,0)	0 (0,0)	2 (2,0)	0,153	-
Sexualität	3 (6,0)	0 (0,0)	3 (3,0)	0,153	-
Ethik und Gesetz	4 (8,0)	0 (0,0)	4 (4,0)	0,077	-
Krankheits- vorwurf	5(10,2)	14(28,0)	19(19,0)	0,025	+

Patienten, die das Gymnasium besucht hatten, machten sich häufiger Vorwürfe, krank zu sein. Die anderen Unterschiede sind nicht signifikant, tendenziell warfen sich Hauptschüler häufiger Verstösse gegen Berufspflichten, religiöse, gesetzliche und sexuelle Normen vor, Gymnasiasten Verstösse gegen Familienpflichten.

Tabelle 15 zeigt die Ergebnisse des Einstellungsfragebogens in den beiden Gruppen.

Tabelle 15: Vergleich unterschiedlicher Bildungsschichten - die Werteinstellungen

	Gruppe 1 Haupt- schule n=50 n(%)	Gruppe 2 Höhere Schule n=50 n(%)	Gesamt n=100 n(%)	chi^2-Test p=
Werteinstellungen				0,000
"Pflichttyp"	31(62,0)	6(12,0)	37(37,0)	
"Mischtyp"	16(34,0)	28(56,0)	45(45,0)	
"Selbstent- faltungstyp"	2 (4,0)	16(32,0)	18(18,0)	

Unabhängig vom Schulbesuch gehörten etwa 4/5 der Patienen dem traditionellen Pflicht- und Mischtyp an, nur 18% dem Selbstentfaltungstyp. Allerdings wurde letztere Einstellung von 32% der Patienten mit höherem Bildungsabschluß und nur von 4% der Patienten mit Hauptschulbesuch bevorzugt, während umgekehrt 62% der Hauptschüler eine Pflicht- und Akzeptanzwerte bevorzugende Einstellung aufwiesen, dagegen nur 12% der Gymnasiasten. Die Verteilung entspricht in etwa der in einer Voruntersuchung an gesunden Kontrollpersonen gefundenen (Tabelle 2 im Anhang).

Tabelle 16 vergleicht den Schweregrad der Depression in den beiden Gruppen an Hand der Hamilton-Depressionsskala und der Beschwerdeliste (BfS).

Tabelle 16: Vergleich unterschiedlicher Bildungsschichten - die Schweregrade der Depression (Mittelwert ± Standardabweichung x ± sd)

	Gruppe 1 Hauptschule n=50	Gruppe 2 Höhere Schule n=50	U-Test p=
Hamilton x ± sd	27,72±3,24	27,20±3,01	0,400
BfS x ± sd	38,60±13,6	40,70±9,0	0,240

Signifikante Unterschiede zwischen den Gruppen fanden sich nicht, wie es bereits durch die Einschlußkriterien mit der Beschränkung auf mittelschwere und schwere Depressionsformen nahegelegt wurde.

4.6.3.2 Ergebnisse der multivariaten Analysen

Im ersten berechneten log-linearen Modell (Variablen: Schulbildung, Geschlecht, Antriebshemmung, vegetative Störungen, Angst, Leibgefühlsstörungen) ergab sich nur eine auf dem 5%-Niveau und eine auf dem 10%-Niveau signifikante Interaktion.

Tabelle 17: Vergleich unterschiedlicher Bildungsschichten - Die signifikanten Interaktionen im ersten log-linearen Modell

Vegetative Störungen/Leibgefühlsstörungen	p<0,000
Vegetative Störungen/Angst	p<0,070

Vegetative Störungen traten danach zusammen mit Leibgefühlsstörungen oder Angst auf. Wesentliches Ergebnis ist, daß kein Zusammenhang zwischen Schulbildung oder Geschlecht und den untersuchten psychopathologischen Merkmalen bestand.

In einem zweiten log-linearen Modell (Variablen: Schulbildung, Geschlecht, Werteeinstellung, Schuldgefühle, Insuffizienzgefühle, Klagen über körperliche Beschwerden, Selbstentfaltung) wurden die in Tabelle 18 angegebenen statistisch signifikanten Zweier- und Dreierinteraktionen ermittelt. Werteeinstellung bedeutet in diesem Fall die Zugehörigkeit zu einem der drei Typen in dem erläuterten Einstellungsfragebogen. Wie in der letzten Untersuchung geben wir die signifikanten Zweierinteraktionen an sowie die signifikanten Dreierinteraktionen, wenn darin Parameter der angegebenen Zweierinteraktionen enthalten sind.

Tabelle 18: Vergleich unterschiedlicher Bildungsschichten - die signifikanten Interaktionen im zweiten log-linearen Modell

	Schulbildung/Klage über körperliche Beschwerden	p<0,000
	Schulbildung/Selbstentfaltung	p<0,000
	Klage über körperliche Beschwerden/Werteeinstellung	p<0,041
	Selbstentfaltung/Werteeinstellung	p<0,011
	Geschlecht/Insuffizienzgefühle	p<0,040
	Schuldgefühle/Klage über körperliche Beschwerden	p<0,000
	Selbstentfaltung/Klage über körperliche Beschwerden	p<0,000
	Schuldgefühle/Selbstentfaltung	p<0,000
p<0,032	Insuffizienzgefühle/Klage über körperliche Beschwerden	
p<0,011	Schulbildung/Klage über körperliche Beschwerden/Werteeinstellung	
p<0,000	Schuldgefühle/Verarmungsgefühle/Klage über körperliche Beschwerden	

Die signifikanten Assoziationen zeigen, daß höhere Schulbildung häufiger mit der Sorge um Selbstentfaltung, niedrige Schulbildung häufiger mit der Sorge um körperliche Beschwerden verknüpft war.
Gleichzeitig war die Sorge um körperliche Beschwerden höher bei denen, die im Einstellungsfragebogen eine pflichtorientierte Einstellung hatten, und die Sorge um Selbstentfaltung bei denjenigen, die im Fragebogen eine selbstentfaltungsorientierte Einstellung aufwiesen. Die signifikante Dreierinteraktion "Schulbesuch, Klagen über körperliche Beschwerden, Einstellung" ist in diesem Fall nach der bei der letzten Untersuchung angegebenen Analyse der dazugehörigen Vierfeldertafeln so zu interpretieren, daß die Verknüpfung einer Pflichteinstellung mit vermehrter Sorge um körperliche Beschwerden nur für Patienten mit Hauptschulbesuch galt.
Frauen hatten seltener Insuffizienzgefühle.
Schuldgefühle waren signifikant seltener mit der Sorge um Selbstentfaltung verknüpft.
Sorge um die körperliche Gesundheit war signifikant seltener mit Schuldgefühlen, Insuffizienzgefühlen und Sorge um die Selbstentfaltung verknüpft.
Die signifikante Dreierinteraktion Schuldgefühle, Verarmungsgefühle und Sorge um körperliche Beschwerden zeigt wie in der letzten Untersuchung, daß Schuldgefühle dann seltener in Verbindung mit körperlichen Beschwerden auftraten, wenn Verarmungsgefühle hinzutraten.

4.6.3.3 Ergebnisse der Altersvergleiche

Patienten mit der Sorge um Selbstentfaltung waren wie in Untersuchung I jünger (p<0,045), ansonsten zeigten die U-Tests keine Altersdifferenzen.

4.6.4. Interpretation und Diskussion der Ergebnisse

4.6.4.1 Zur Frage eines Kernsyndroms

Ein Blick auf Untersuchung I zeigt, daß die in der Krankengeschichtenuntersuchung 1990 gefundenen Häufigkeiten geringfügig niedriger als die in dieser Untersuchung gefundenen Häufigkeiten liegen. Nach der Voruntersuchung und den theoretischen Vorannahmen, wonach bei Krankengeschichtenuntersuchungen Symptome in ihrer Häufigkeit eher unterschätzt, bei Befragungen eher überschätzt würden, sind die Ergebnisse also plausibel und stützen sich gegenseitig in ihrer Konsistenz.

Ein erstes wesentliches Ergebnis ist somit, daß, anders als bei der in dieser Hinsicht weniger aussagekräftigen Krankengeschichtenauswertung, die Befragung eine Bestätigung eines von Sozialschicht, Einstellungen und Geschlecht unabhängigen, umfassenden Kernsyndroms affektiver Psychosen ergab. Es setzt sich zusammen aus Antriebshemmung, Angst, vegetativen Störungen und Leibgefühlsstörungen, und erfaßt damit weitgehend die bisher genannten Komponenten eines solchen invarianten Kernsyndroms in der Literatur (3, 15, 47, 58, 76, 114, 131, 143, 149, 151, 153).

4.6.4.2 Zur Frage der bildungsabhängigen Thematik

Zwei psychopathologische Themen waren abhängig von der Bildungsschicht, das Körper- und das Selbstentfaltungsthema. Letzteres konnte bereits aus der Untersuchung des Gestaltwandels postuliert werden. Als Erklärung wurde bereits angegeben, daß besonders jüngere und höher gebildete Bevölkerungsgruppen nach empirischen Erkenntnissen der Werteforschung grundsätzliche Werthaltungen in Richtung auf Selbstentfaltung, Individualismus, Hedonismus, Freiheit und Lebensglück aktualisieren (51, 60, 70, 72).

Die Untersuchung bestätigt diese Hypothesen, zeichnet aber gleichzeitig ein etwas komplexeres Bild. Auf dem Einstellungsfragebogen bevorzugten Patienten mit höherer Schulbildung tatsächlich häufiger selbstverwirklichungsorientierte Einstellungen. Die Thematisierung dieser Inhalte in der Depression erfolgte aber bei einer solchen Einstellung unabhängig vom Bildungsgrad und bei hoher Schulbildung unabhängig von der Einstellung.

Das heißt zweierlei: die Thematisierung von Selbstverwirklichung wird in der Depression bei solchen Patienten aktualisiert, deren Werteinstellungen auch mehr in diese Richtung weisen, unabhängig von ihrer Bildungsschicht. Andererseits wird das Thema "Selbstentfaltung" häufiger von Patienten mit höherem Bildungsgrad aktiviert, unabhängig davon, ob sie auch eine entsprechende Einstellung aufweisen. Anders ausgedrückt muß unsere psychopathologische Kategorie "Selbstentfaltung" wahrscheinlich auf mehr Werthaltungen und Einstellungen rekurrieren als auf die hier und in der Literatur bisher angegebenen. Zudem ist die Verknüpfung von auf Selbstverwirklichung gerichteten Lebenszielen und ihrer Thematisierung in der Depression nicht allein von der Schulbildung anhängig.

Die Schlußfolgerung unserer Analyse ist insofern konform mit Ergebnissen sozialwissenschaftlicher Werteforschung, wenn auch hier immer nur von einem statistischen Überwiegen geänderten Wertbewußtseins bei höheren Bildungsschichten gesprochen wurde, nie von einer polaren Entgegensetzung (70). Entsprechend wurden beim derzeitigen Stand der Forschung Gründe für diesen Zusammenhang bisher nur postuliert, nicht empirisch belegt. Einerseits wird der Bildungseinfluß nicht nur als primär gesehen, sondern auch als sekundärer Sozialstatuseffekt gedeutet (16). Andererseits wird von der theoretischen Perspektive der "Hierarchie der Bedürfnisbefriedigungen" (99) oder der "Moralentwicklung" (73) argumentiert, daß mit steigendem Bildungsabschluß sowohl Primärbedürfnisse materieller Art leichter befriedigt werden, als auch ein Gefühl von (moralisch-kognitiver) Kompetenz häufiger erreicht wird, aus dem heraus postmaterialistische Wertorientierungen in den Mittelpunkt des Lebens gestellt werden (134). Unsere Studien können diese Fragen nach den Gründen der Zusammenhänge nicht beantworten, nur auf psychopathologischer Ebene die in der Allgemeinbevölkerung gefundenen Zusammenhänge bestätigen.

Neben diesem Bildungseinfluß und dem Zeiteinfluß finden wir in unseren Studien aus einer psychopathologischen Perspektive auch die dritte Quelle von Unterschieden in Selbstentfaltungsorientierungen, wie sie bisher empirisch gefunden wurden: die Bevorzugung jüngerer Altersgruppen (12, 16, 51, 70). Auch hier müssen unsere querschnittlichen Daten die Kontroverse offenlassen, ob dieser Alterseinfluß als Ausdruck intraindividueller altersgebundener Entwicklung hin zu mehr Pflichtorientierung oder als Resultat soziokulturell-historischer zeitgebundener Einflüsse weg von der Pflichtorientierung interpretiert werden muß.

Auch in einem weiteren Punkt stimmen unsere Ergebnisse mit bisherigen Erkenntnissen zum Selbstverwirklichungsthema überein: es fehlen die Geschlechtsdifferenzen, was normalerweise als Hinweis auf die Angleichung der Geschlechterrollen bzw. ihrer implizierten Werthaltungen interpretiert wird (12, 51, 55, 70). Allerdings widerspricht dem, wenn in dieser Untersuchung Insuffizienzideen, in Untersuchung I Verarmungsideen bei Männern häufiger sind als Hinweis auf ein persistierendes differentes Rollenverständnis.

Bei allen Übereinstimmungen bleibt einschränkend zu berücksichtigen, daß mit unserem Einstellungsfragebogen weder eine umfassende Messung von Pflicht- oder Selbstverwirklichungseinstellungen geliefert wurde, geschweige denn damit eine Aussage über die tatsächliche Wertstruktur möglich ist. Dies gilt umso mehr, als die empirische Erfassung von Werten und Einstellungen und deren wechselseitige Verknüpfung auch in den Fachwissenschaften kontrovers diskutiert wird (51, 72). Zudem ist es nur ein Modell, keine Abbildung der Realität, ein einzelnes dichotomes Wertepaar zur Erklärung von multiplen psychopathologischen Phänomenen und dem gesellschaftlichen Wandel heranzuziehen, wenn allgemein diesem Wertepaar zwar große Bedeutung beigemessen wird, aber daneben von einer pluralistischen Wertorientierung und einer beispiellosen Ausdifferenzierung der Wertsysteme in der Moderne oder einem permanenten Wertewandel ausgegangen wird, ohne daß die jeweiligen Werte auch gleichzeitig meß- und erfaßbar wären (12, 20, 33, 50). Unter diesem Aspekt war die psychopathologische Kategorie "Selbstentfaltung" bereits sehr weit und umfassend definiert und stellt nur einen abstrakten Oberbegriff dar. Zwar bleibt diese Kategorie im

Einzelfall so weniger aussagekräftig, behält aber doch als heuristisches Ordnungsprinzip ihre Gültigkeit. Aus der psychopathologischen Untersuchung bleibt so festzuhalten, daß die unter dieser Kategorie zusammengefaßten, heterogenen psychopathologischen Inhalte zu verschiedenen Zeiten und vor allem innerhalb verschiedener Schichten unterschiedlich häufig auftraten, insgesamt dem Kliniker bereits aber bei über einem Drittel seiner Patienten mit endogenen Depressionen in den Blick treten. Die Vorstellung, daß es sich dabei um die depressive Aktualisierung von soziokulturellen Wertsystemen handelt, die auf Selbstverwirklichung an Stelle von Pflichterfüllung gerichtet sind, ist plausibel, möglicherweise auch häufig ausreichend, erklärt nach unseren Ergebnissen aber das Phänomen nicht allein.

Die Häufung der Klagen über körperliche Beschwerden bei unteren Bildungsschichten als zweite thematische Differenz von Untersuchung II war nach dem Literaturüberblick durchaus zu erwarten, in der ersten Untersuchung trat diese Erklärung allerdings hinter den ausgeprägten Zeitwandeleffekten zurück.
Die Interpretation muß berücksichtigen, daß Leibgefühlsstörungen als Phänomen der Wahrnehmung, also die Schmerzwahrnehmung als solche, keineswegs im gleichen Ausmaß bei dieser Gruppe erhöht waren. Hier muß also unterschieden werden zwischen einer Beeinträchtigung der Wahrnehmung und einer des Denkinhaltes, und nur für letztere finden wir Belege für eine soziokulturelle Abhängigkeit. Das Phänomen der Körperthematisierung ist somit mit dem Begriff der Somatisierung nicht erfaßt, da ja hier gerade eine psychodynamisch zu interpretierende "Affektwahrnehmung" im Körperlichen, also letztendlich eine andere, in Verdrängungsprozessen begründete Wahrnehmung, konzeptualisiert wurde, oder ein Konfliktmodell, in dem Leibvorgänge seelische Inhalte sinnvoll zur Wahrnehmung bringen sollen (2, 36, 107, 119, 122, 154). Es sei auch erinnert, daß die abnormen Leibempfindungen bei endogenen Depressionen als coenästhetische Depression dem somatogenen Pol zugerechnet wurden (39, 40). Unabhängig davon, daß oft eine tatsächlich vorhandene abnorme Leibwahrnehmung dem Körperthema korrespondiert, wäre es also adäquat, bei unseren Befunden nur von Gruppenunterschieden bei der Tendenz zur Körperthematisierung zu sprechen.
In der Literatur sind diese depressiven Symptomgestaltungen vor allem unter dem allerdings enger eingegrenzten Begriff der hypochondrischen Depression seit langem bekannt. Rein psychopathologisch konnten sie dabei als besondere Form der endogenen Depression charakterisiert werden (39, 125, 149, 150, 153). Die Ergebnisse der vorliegenden und der vorangegangenen Untersuchung unterstützen auf dieser psychopathologisch-phänomenologischen Ebene eine solche Sichtweise, wenn in den log-linearen Analysen das Auftreten aller anderen depressiven Inhalte unabhängig voneinander statistisch gebunden war an die Absenz des Körperthemas und der körperlichen Klage. Insofern bestätigt sich auch die Gegenüberstellung der schuldhaften, nicht hypochondrischen Depression und der hypochondrischen, nicht schuldhaften Depression bei WEITBRECHT (154), auch wenn seine Charakterisierung der endoreaktiven Dysthymie ansonsten den hier untersuchten affektiven Psychosen nicht entspricht.
Unter dem Aspekt der Sonderform charakterisiert werden könnte natürlich auch die mit Schuldgefühlen verbundene Depression, die sich in der statistischen Analyse hier und auch in der vorangegangenen Untersuchung von dem Thema der Selbstentfaltung, vor

allem aber eben von der Körperthematisierung abgrenzt. Wenn allerdings mit dem Begriff der primären Schuld oder Hypochondrie im Rahmen solcher psychopathologischer Abgrenzungen (154) auch ein von allen anderen Faktoren unabhängiges oder biologisches Krankheitssymptom gemeint sein soll, so muß zumindest dies aus den bisherigen Ergebnissen zurückgewiesen werden, da gerade für die Schuld und die hypochondrische Symptomatik eine soziokulturelle Abhängigkeit evident ist.

Wie erwähnt ist, von Ausnahmen abgesehen, eine Bevorzugung des Körperthemas bei unteren Bildungs- und Sozialschichten eine häufig gemachte Beobachtung (23, 24, 27, 35, 71, 91), so daß unsere Ergebnisse als weitere empirische Bestätigung dieser Annahme betrachtet werden können. Schwieriger wird die Frage nach den Ursachen dieser Beziehung. Auf der Ebene der Wertsysteme und Einstellungen zeigen die Ergebnisse, daß Patienten mit höherer Schulbildung und einer pflichtorientierten Einstellung eher Schuldgefühle entwickeln, Patienten mit niedriger Schulbildung und gleicher Einstellung eher Klagen über körperliche Beschwerden. Dies wäre eine Bestätigung früherer Meinungen, daß im depressiven Mißbefinden differenziertere Werte von Patienten unterer Sozialschichten weniger aktualisiert, oder wie wir hinzufügen dürfen, möglicherweise auch nur seltener verbalisiert werden (65, 85, 109).

Die Ergebnisse sind aber vor allem zu vereinbaren mit einer Interpretation, die berücksichtigt, daß das Unbehagen am eigenen Körper in die Struktur der bisher genannten Wert- und Einstellungssysteme inhaltlich gar nicht eingeordnet werden kann, allenfalls, wie geschehen, als statistischer Zusammenhang. Danach findet sich eben auch bei den von uns untersuchten typischen affektiven Psychosen das von LUNGERSHAUSEN an Hand anderer affektiver Störungen beschriebene "Syndrom der Mißbefindlichkeit" (98), ein intensives Unbehagen mit sich selbst, mit dem eigenen Leib, der nun als ständig versagender oder schmerzender Körper empfunden wird. Diesem Unbehagen gelingt es nicht, sich in dem jeweiligen patienteneigenen Weltentwurf oder Wertesystem zu aktualisieren, sondern verharrt in einer amorphen, körperlichen Klagsamkeit. So erklärt sich, daß, wie in unserem Falle, bei der ersten Gruppe auch beim Vorliegen einer Pflichteinstellung nicht wie bei Patienten mit höherer Schulbildung Selbstvorwurf und Schuld das Mißbehagen ausdrücken, sondern die reine körperliche Klage. LUNGERSHAUSEN brachte dies in Zusammenhang mit der Beschreibung der existentiellen Depression durch HÄFNER (43), der voraussetzte, "daß durch einen bestimmten Weltentwurf eine Daseinseinengung auf umschriebene Wertbereiche erfolge, die dann durch spezifische Erlebnismomente blockiert werden, so daß die Gesamtheit der wesentlichen Wertmöglichkeit verschüttet ist", daß also letzten Endes hinter den von ihm beschriebenen depressiven Verstimmungen "das Scheitern eines Daseinsentwurfes stünde".

Mit der gegebenen Interpretation vereinbar sind jetzt aber auch sehr gut die Untersuchungen, die zeigen konnten, daß der Ausdruck von Mißbehagen im Sinne eines Sprachproblems, eines elaborierten Sprachcodes, bei unteren Sozial- und Bildungsschichten sich bevorzugt der Körpersprache bedient, nicht der Sprache über psychische Symptome (23, 24, 35, 71, 87). Diese Interpretation weist Übergänge zum Alexithymiekonzept psychosomatischer Forschung auf, das von einer emotionalen Kommunikationsschwäche psychosomatisch Erkrankter ausgeht (2, 107, 119). Allerdings ist die soziokulturelle Schichtabhängigkeit dieses Kommunikations- und

Erlebensstils umstritten (119), und vor allem wird damit ein kausal-genetisches Krankheitsmodell psychosomatischer Erkrankungen impliziert, das weder mit unseren Ergebnissen noch mit den hier untersuchten affektiven Psychosen vereinbar ist.

Es stellt sich die Frage, ob mit diesen Befunden auch rückblickend das Ergebnis beim epochalen Gestaltwandel erklärt werden kann. Hiernach hätte dann seit 1970 eine Wende dahingehend stattgefunden, daß die Vielfalt der neu entstandenen Wert- und Orientierungsstandards, die Vielfalt neuer Probleme, es immer weniger dem Kranken notwendig machte, sich seines Unbehagens in der Konzentration auf den eigenen Leib zu entäußern. Anders ausgedrückt bedurfte es nach 1970 zunehmend weniger der wechselseitigen Darstellungsfunktion oder Vertretbarkeit von Leib und Seele (122, 154) bei der Thematisierung von Mißbehagen und Unzufriedenheit.

Ein Zusammenhang hypochondrischer Beschwerden mit soziokulturellen Faktoren, der bereits vor Jahrzehnten vorgebracht wurde, konnte in dieser Untersuchung nicht überprüft werden, der Zusammenhang mit Volks- und Kultureigentümlichkeiten, wie er ursprünglich bei der psychopathologischen Betrachtung osteuropäischer Völker gewonnen wurde (125). Die folgenden empirischen Untersuchungen werden hierzu auf einer anderen Ebene Antwort geben.

4.6.4.3 Beantwortung der Fragen von Untersuchung II

Ein pathoplastischer Einfluß von Bildungs- und damit indirekt Sozialschicht bei Melancholien kann bejaht werden. Betroffen ist vor allem die Themenwahl, insbesondere das Körper- und das Selbstverwirklichungsthema. Gleichzeitig ergab die Untersuchung Hinweise auf ein kulturinvariantes Kernsyndrom. Auch wenn Verbindungen von differenten Wertstrukturen und psychopathologischer Themenwahl aufgezeigt wurden, reichten diese nicht zur vollständigen Erklärung der Differenzen vor allem beim Körperthema, wo Theorien zu einem Syndrom der Mißbefindlichkeit herangezogen wurden.

4.7. Untersuchung III: Vergleich deutscher und ausländischer Staatsangehöriger
Teil 1

4.7.1 Einführung und Fragestellung

Mit dem Thema ist die intrakulturelle Fragestellung verlassen, und das zweite Paradigma der Erforschung soziokultureller Zusammenhänge im Blick, der interkulturelle Vergleich. Dabei nimmt die Betrachtung ausländischer Staatsangehöriger oder, wie es früher hieß, Fremd- oder Gastarbeiter (21) eine Mittelstellung zwischen intra- und interkulturellem Vergleich ein, da die Patienten nicht in ihrer angestammten Kultur erkrankt sind, sondern dort nur primär sozialisiert wurden. Im Literaturüberblick wurde bereits die Zusammenfassung verschiedener Nationalitäten unter einem Oberbegriff des

Gastarbeiters gerechtfertigt. Dieses Vorgehen ist wesentlich begründet in den gleichen Akkulturationsbedingungen innerhalb dieser Gruppe mit vergleichbaren Übergängen von wenig industrialisierten, an traditionellen Normensystemen orientierten Gesellschaften zur hochindustrialisierten Gesellschaft der Bundesrepublik Deutschland mit den implizierten Konfliktpotentialen (74, 117, 141).

Trotz der theoretischen wie auch klinischen großen Bedeutung wurden besondere Symptomgestaltungen bei affektiven Psychosen in dieser Gruppe in der Literatur nur am Rande berücksichtigt. Rückschlüsse aus Untersuchungen an der Gesamtheit affektiver Störungen lassen vor allem fragen, ob die dabei beschriebene "hysteriforme Symptomgestaltung" und "Somatisierungsneigung" auch bei der endogenen Depression gültig ist, eine Frage, die an die vorangegangene Untersuchung anknüpft, indem sie nach der bisher nicht berücksichtigten Hypothese nach der Kulturabhängigkeit hypochondrischer Depressionen (125) fragt.

Im einzelnen lauten somit die Fragen für die dritte empirische Untersuchung:
1. Unterscheidet sich die Symptomatik endogener Depressionen bei ausländischen und deutschen Staatsangehörigen?
2. Welche Symptome bzw. Themen sind als kulturabhängig zu klassifizieren, läßt sich eine solche Abhängigkeit insbesondere für die hysteriforme Symptomgestaltung und die Klagen über körperliche Beschwerden nachweisen?
3. Lassen sich die Unterschiede durch die unterschiedlichen Herkunftsländer mit unterschiedlichen Wert-, Normen- und Sozialisationssystemen erklären?

4.7.2 Methodik

Alle verfügbaren Krankengeschichten der Psychiatrischen Universitätsklinik Erlangen-Nürnberg von ausländischen Patienten, die zwischen 1980 und 1990 erstmalig stationär wegen einer endogenen Depression behandelt wurden, wurden erfaßt (n=130). Nach Überprüfung auf Ein- und Ausschlußkriterien wurden die Krankengeschichten mit dem beschriebenen Erhebungsbogen inhaltsanalytisch ausgewertet. 10 Krankengeschichten (6 Männer, 4 Frauen) wurden wegen mangelnder und lückenhafter Angaben ausgeschlossen. Die so gewonnene Gruppe wurde verglichen mit einer deutschen Patientengruppe aus dem gleichen Zeitraum, die individuell nach Geschlecht und Schulbildung gematcht war. Mit diesem Verfahren sollten die Erkenntnisse der beiden vorausgegangenen Studien zur Abhängigkeit psychopathologischer Themen berücksichtigt werden. Wegen der stark eingeschränkten Vergleichbarkeit der Schulsysteme wurde Grund- oder Hauptschulbesuch bei Ausländern mit Hauptschulbesuch ohne Abschluß bei Deutschen gematcht und jeder andere Schulbesuch einschließlich dem Erreichen eines Schulabschlusses in einer zweiten Gruppe zusammengefaßt.

Einschlußkriterien der Untersuchung waren:
1. Entweder deutscher oder ausländischer Arbeitnehmer bzw. Familienangehöriger (=Gastarbeiter und ihre Familien).
2. Diagnose einer endogenen Depression nach den Kriterien von ICD-9 (296.1 oder 296.3) (25).

3. Stationäre Erstbehandlung der Erkrankung.
Ausschlußkriterien waren:
1. Organische Erkrankungen.
2. Andere psychiatrische Erkrankungen.
3. Unklare Differentialdiagnose, die sich in der Angabe von mehr als einer möglichen Diagnose des affektiven Syndroms äußert.
4. Unvollständige Krankengeschichten.
5. Fehlende deutsche Sprachkenntnisse

Die Daten wurden computerisiert analog den bisherigen Untersuchungen mit den angegebenen uni-, bi- und multivariaten Methoden ausgewertet.

4.7.3 Ergebnisse

4.7.3.1 Ergebnisse der uni- und bivariaten Analysen

Die Ergebnisse werden entsprechend den bisherigen Untersuchungen dargestellt.

Tabelle 19 zeigt den Vergleich soziodemographischer Parameter

Tabelle 19: Der interkulturelle Vergleich deutsche/ausländische Staatsangehörige - die soziodemographischen Daten

	Gruppe 1 Deutsche n=120 n(%)	Gruppe 2 Ausländer n=120 n(%)	Gesamt n=240 n(%)	chi^2-Test p=
Geschlecht				
männlich	63(52,5)	63(52,5)	126(52,5)	
weiblich	57(47,5)	57(47,5)	114(47,5)	
Nationalität				
deutsch	120(100,0)		120(50,0)	
türkisch		48(40,0)	48(20,0)	
jugoslawisch		32(26,7)	32(13,3)	
griechisch		17(14,2)	17 (7,1)	
italienisch		14(11,7)	14 (5,8)	
andere		9 (7,5)	9 (3,8)	
Konfession				0,000
evangelisch	59(49,2)	3 (2,5)	62(25,8)	
katholisch	56(46,7)	35(29,2)	91(37,9)	
griech.-orthodox	0 (0,0)	23(19,2)	23 (9,6)	
islamisch	0 (0,0)	59(49,2)	59(24,6)	
andere	5 (4,2)	0 (0,0)	5 (2,1)	
Familienstand				0,853
ledig	19(15,9)	24(20,0)	43(17,9)	
verheiratet	93(77,5)	92(76,7)	185(77,1)	
geschieden	7 (5,8)	3 (2,5)	10 (4,2)	
verwitwet	1 (0,8	1 (0,8)	2 (0,8)	
Schulausbildung				
Grund-/Hauptschule	97(80,8)	97(80,8)	194(80,8)	
Höhere Schule	23(19,2)	23(19,2)	46(19,2)	
Berufsausbildung				0,000
keine	45(37,5)	76(63,3)	121(50,4)	
Lehre	63(52,5)	30(25,0)	93(38,8)	
Hochschule	12(10,0)	14(11,7)	26(10,8)	
Beruf				0,000
Landwirt	5 (4,2)	0 (0,0)	5 (2,1)	
Akad.freier Beruf	0 (0,0)	0 (0,0)	0 (0,0)	
Selbständiger bis 9 Mitarbeiter	2 (1,7)	18(15,0)	20 (8,3)	
über 9 Mitarbeiter	2 (1,7)	0 (0,0)	2 (0,8)	

	Gruppe 1 Deutsche n=120 n(%)	Gruppe 2 Ausländer n=120 n(%)	Gesamt n=240 n(%)	chi^2-Test p=
Arbeiter/Angestellter einfache Tätigkeit	50 (41,7)	74 (61,6)	124 (51,7)	
selbständige Tätigkeit	24 (20,0)	5 (4,2)	29 (12,1)	
verantwortungsvolle Tätigkeit	10 (8,3)	2 (1,7)	11 (4,6)	
Hausfrau/-mann	16 (13,3)	17 (14,2)	33 (13,8)	
in Ausbildung	11 (9,1)	4 (3,3)	15 (6,6)	
Aufgewachsen im Herkunftsland		120 (100,0)		
Zeit in Deutschland kürzer als 1 Jahr		0 (0,0)		
länger als 5 Jahre		93 (82,5)		
länger als 10 Jahre		73 (60,8)		
länger als 20 Jahre		16 (13,3)		

Geschlechtsverteilung, Familienstand und Schulbildung waren in den beiden Gruppen nicht verschieden. Die berufliche Position war, zumindest nach den hier verwendeten Kategorien, unterschieden. Gastarbeiter hatten auch eine weniger qualifizierte Berufsausbildung. Die Nationalitätenverteilung bei den ausländischen Staatsangehörigen entsprach mit dem Überwiegen der türkischen Arbeitnehmer und dahinter den jugoslawischen und italienischen in etwa deutschen Verteilungen (21). Konfessionsunterschiede zwischen den beiden Gruppen manifestierten sich entsprechend der Nationalitätenverteilung. Bezüglich der Aufenthaltsdauer in der Bundesrepublik überwogen bei weitem die langjährigen Aufenthalte. Es waren keine Patienten an der Untersuchung beteiligt, die weniger als 6 Monate im Land waren, so daß migrationsspezifische Probleme nicht untersucht werden können. Es fanden sich auch keine Patienten, die bereits in der Bundesrepublik geboren, also in der zweiten Generation hier ansässig waren.

Die Altersverteilung der untersuchten Gruppen ergibt sich aus Tabelle 20

Tabelle 20: Der interkulturelle Vergleich deutsche/ausländische Staatsangehörige - die Altersverteilung

	Gruppe 1 Deutsche n=120	Gruppe 2 Ausländer n=120	Gesamt n=240	U-Test p=
Alter (Jahre)				0,213
Median	40,00	38,00	39,00	
5%-Quantil	23,50	25,00	24,00	
95%-Quantil	63,50	60,50	61,00	

Entsprechend des Einschlußkriteriums der stationären Erstaufnahme waren die Altersparameter in den beiden Gruppen nicht signifikant verschieden.

Tabelle 21 vergleicht die Form betreffende psychopathologische Merkmale bei deutschen und ausländischen Arbeitnehmern.

Tabelle 21: Der interkulturelle Vergleich deutsche/ausländische Staatsangehörige - die psychopathologischen Formen

	Gruppe 1 Deutsche n=120 n (%)	Gruppe 2 Ausländer n=120 n (%)	Gesamt n=240 n (%)	chi^2-Test p=	Tendenz Gruppe 1 -> Gruppe 2
Depressive Verstimmung	120 (100,0)	120 (100,0)	240 (100,0)	1,000	+ -
Antriebs- minderung	120 (100,0)	120 (100,0)	240 (100,0)	1,000	+ -
Antriebs- hemmung	88 (73,3)	87 (72,5)	175 (73,9)	0,885	-
Angst	62 (51,7)	44 (36,7)	106 (44,2)	0,019	-
mit Panik	31 (25,8)	27 (22,5)	58 (24,2)	0,546	-
Vegetative Störungen	105 (87,5)	99 (82,5)	204 (85,0)	0,278	-
Leibgefühls- störungen	88 (73,3)	96 (80,0)	184 (76,7)	0,222	+
Hysterie	19 (15,8)	24 (20,0)	43 (17,9)	0,400	+

Im Gruppenvergleich äußerten Ausländer signifikant seltener Angst, etwa gleichhäufig dagegen die Unterform der paroxysmalen Angstzustände. Alle anderen Parameter waren nicht signifikant verschieden, ein Trend zu mehr Leibgefühlsstörungen und hysterieformer Symptomgestaltung bei ausländischen Staatsangehörigen war allerdings festzustellen.

Der Wahn und seine Inhalte werden in Tabelle 22 gezeigt.

Tabelle 22: Der interkulturelle Vergleich deutsche/ausländische Staatsangehörige - der Wahn und seine Inhalte

	Gruppe 1 Deutsche n=120 n (%)	Gruppe 2 Ausländer n=120 n (%)	Gesamt n=240 n (%)	chi^2-Test p=	Tendenz Gruppe 1 -> Gruppe 2
Wahn gesamt	17 (14,2)	9 (7,5)	26 (10,8)	0,097	-
Schuldwahn	12 (10,0)	4 (3,3)	16 (6,7)	0,038	-
Verarmungswahn	5 (4,2)	2 (1,7)	7 (2,9)	0,250	-
Hypochondrischer Wahn	7 (5,8)	6 (5,0)	13 (5,4)	0,776	-
Minderwertigkeitswahn	8 (6,7)	1 (0,8)	9 (3,8)	0,017	-

Wahn als formale Struktur fand sich bei den Gastarbeitern seltener, wenn auch nicht statistisch auf dem 5%-Niveau signifikant. Entsprechend waren auch, abgesehen vom hypochondrischen Wahn, alle Wahninhalte häufiger bei der deutschen Gruppe, signifikant nur beim Minderwertigkeitswahn und Schuldwahn.

Tabelle 23 faßt den Vergleich der depressiven Themen zusammen.

Tabelle 23: Der interkulturelle Vergleich deutsche/ausländische Staatsangehörige- die psychopathologischen Themen

	Gruppe 1 Deutsche n=120 n (%)	Gruppe 2 Ausländer n=120 n (%)	Gesamt n=240 n (%)	chi^2-Test p=	Tendenz Gruppe 1 -> Gruppe 2
Schuldgefühle	32 (26,7)	18 (15,0)	50 (20,8)	<u>0,026</u>	-
Strafvorstellungen	8 (6,7)	10 (8,3)	18 (7,5)	0,624	+
Verarmungsgefühle	14 (11,7)	13 (10,8)	27 (11,3)	0,838	-
Klagen über körperliche Beschwerden	61 (50,8)	90 (75,0)	151 (62,9)	<u>0,000</u>	+
Hypochondrie	44 (36,7)	62 (51,7)	106 (44,2)	<u>0,019</u>	+
Insuffizienzgefühle	46 (38,3)	47 (39,2)	93 (38,8)	0,895	+
Selbstentfaltung	33 (27,5)	8 (6,7)	41 (17,1)	<u>0,000</u>	-

Ausländer äußerten signifikant seltener Schuldgefühle (trotzdem etwa gleichhäufig Strafvorstellungen) und Sorge um die Selbstentfaltung. Häufiger waren umgekehrt Klagen über körperliche Beschwerden und damit zusammenhängend hypochondrische Inhalte.

Der Vergleich der Inhalte der Selbstvorwürfe wird in Tabelle 24 dargestellt.

Tabelle 24: Der interkulturelle Vergleich deutsche/ausländische Staatsangehörige - die Schuldinhalte

	Gruppe 1 Deutsche n=120 n (%)	Gruppe 2 Ausländer n=120 n (%)	Gesamt n=240 n (%)	chi²-Test p=	Tendenz Gruppe 1 -> Gruppe 2
Selbstvorwürfe					
Familie	27 (22,5)	18 (15,0)	45 (18,8)	0,137	-
Beruf	19 (15,8)	4 (3,3)	23 (9,6)	0,001	-
Religion	1 (0,8)	2 (1,7)	3 (1,3)	0,561	+
Sexualität	3 (2,5)	2 (1,7)	5 (2,1)	0,651	-
Ethik und Gesetz	10 (8,3)	5 (4,2)	15 (6,3)	0,182	-
Krankheitsvorwurf	16 (13,1)	9 (7,5)	25 (10,4)	0,139	-

Deutlich war der Unterschied bei den Berufspflichten, die verletzt zu haben, sich Gastarbeiter signifikant seltener Vorwürfe machten. Weniger häufig, wenn auch nicht signifikant, war bei dieser Gruppe auch der Vorwurf, Familienpflichten nicht beachtet zu haben. Die übrigen Inhalte differierten gering.

4.7.3.2 Ergebnisse der multivariaten Analysen

Ein log-lineares Modell mit den Variablen "Herkunftsland", "Geschlecht", "Schulbildung", "Schuldgefühle", "Verarmungsgefühle", "Insuffizienzgefühle", "Klagen über körperliche Beschwerden" und "Selbstentfaltung" ergab die in Tabelle 25 zusammengefaßten auf dem 5%-Niveau signifikanten Zweierinteraktionen und die mit diesen zusammenhängenden signifikanten Dreierinteraktionen.

Tabelle 25: Der interkulturelle Vergleich -die signifkanten Interaktionen im log-linearen Modell

Herkunftsland/Klage über körperliche Beschwerden	p<0,002
Herkunftsland/Schuldgefühle	p<0,040
Herkunftsland/Selbstentfaltung	p<0,000
Schulausbildung/Klage über körperliche Beschwerden	p<0,001
Schulausbildung/Selbstentfaltung	p<0,000
Geschlecht/Verarmungsgefühle	p<0,020
Schuldgefühle/Selbstentfaltung	p<0,027
Schuldgefühle/Klage über körperliche Beschwerden	p<0,006
Herkunftsland/Schulausbildung/Klage über körperliche Beschwerden	p<0,041

Die Interaktionen haben folgenden Inhalt: Ausländer hatten weniger Schuldgefühle und Sorgen um die Selbstentfaltung. Dazugehörige Dreierinteraktionen, die über die Nationalität hinaus Zusammenhänge hätten herstellen können, fehlten.

Gastarbeiter klagten häufiger über körperliche Beschwerden. Die signifikante Dreierinteraktion Herkunftsland/Schulausbildung/Klage über körperliche Beschwerden zeigte in Vierfeldertafeln, wie bei Untersuchung I dargestellt, daß die Klage über körperliche Beschwerden bei Gastarbeitern dann häufiger als bei den deutschen Staatsangehörigen war, wenn beide keine höhere Schulbildung hatten.

Patienten mit höherer Schulbildung thematisierten wie in den bisherigen Studien häufiger Selbstverwirklichung, seltener körperliche Beschwerden.

Schuldgefühle waren häufiger, wenn gleichzeitig Selbstentfaltung thematisiert wurde, seltener wenn gleichzeitig Klagen über körperliche Beschwerden bestanden. Die Verbindung "Schuldgefühle und Selbstentfaltung" kommt bei Betrachtung der statistisch nicht signifikanten (p<0,063) Dreierinteraktion dadurch zustande, daß diese Verknüpfung nur bei den Gastarbeitern deutlich ausgeprägt war, bei den deutschen Staatsangehörigen hingegen tendenziell eher umgekehrt.

Verarmungsgefühle waren häufiger bei Männern.

4.7.3.3 Ergebnisse der Altersvergleiche

Die Überprüfung der in den bi- und multivariaten Analysen gefundenen Gruppenunterschiede mit dem U-Test auf Altersdifferenzen erbrachte keine statistisch signifikanten Altersunterschiede außer dem bereits bekannten Phänomen, daß Patienten mit dem Thema "Selbstentfaltung" jünger waren (p<0,046).

4.7.4 Interpretation und Diskussion der Ergebnisse

4.7.4.1 Zur Frage eines Kernsyndroms

Die Betrachtung der formalen psychopathologischen Struktur weist auf ein transkulturell eher einheitliches Bild. Nur Angst war bei Ausländern deutlich seltener. Leibgefühlsstörungen hingegen waren nur tendenziell bei ausländischen Staatsangehörigen häufiger als Hinweis auf eine größere Somatisierungsneigung bei dieser Gruppe. Es entsteht hieraus eine gewisse, den Ergebnissen immanente Spannung, daß solche Differenzen der Somatisierung, also der Körperwahrnehmung im engeren Sinne, zwar die Literatur zur Psychiatrie der Gastarbeiter bestätigen (14, 17, 37), den bisherigen Annahmen eines kulturinvarianten Kernsyndroms affektiver Psychosen mit Leibgefühlsstörungen und Verstimmung (3, 47, 124) aber gleichzeitig widersprechen würden.

Es wurde auch nur eine Tendenz zu hysterischer Symptomgestaltung bei Gastarbeitern gefunden. Zumindest von dieser Untersuchung muß also die Existenz des öfters zitierten "Gastarbeiter- oder Mammamiasyndroms" (17, 121) zurückgewiesen werden.

Wie auch bei Untersuchung I müssen wir gerade bei diesen Symptomen eines postulieren Kernsyndroms auf die Problematik der Krankengeschichtenuntersuchung hinweisen, weswegen auch auf eine log-lineare Analyse dieser Symptome verzichtet wurde.

Vorläufig bleiben nach Einschluß des interkulturellen Vergleiches also als Konstituenten einer formalen Kernstruktur der Melancholie nur noch die Verstimmung mit Antriebshemmung und vegetativer Symptomatik, mit Einschränkungen auch die Leibgefühlsstörungen, übrig.

Während die deutsche Gruppe sich als konsistent mit bisherigen Untersuchungen bezüglich der Wahnhäufigkeiten erwies, differierten diese bei Gastarbeitern deutlich. Sieht man von der methodischen, bei Krankengeschichten nicht überprüfbaren Schwierigkeit ab, daß die Schweregrade der Depression unterschiedlich gewesen sein mögen, so kann diese Differenz zumindest ein Hinweis darauf sein, daß unsere typischen Wahnformen und -gestaltungen in nicht westlichen Kulturen seltener oder anders ausgeprägt und damit nicht erfaßt sind, wie es bereits an anderer Stelle behauptet wurde (103).

4.7.4.2 Zur Frage der kulturabhängigen Thematik

Die depressive Themenwahl bei den untersuchten ausländischen und deutschen Arbeitnehmern und ihren Familien war fast polar entgegengesetzt. Nur die Verarmungsgefühle und Insuffizienzgefühle zeigten keine Unterschiede, wie übrigens auch in den bisherigen empirischen Untersuchungen. Bei Verarmungsgedanken fand sich erneut nur ein Geschlechtsunterschied, verstehend am ehesten zu interpretieren als über Schichten, Zeiten und Kulturen konstanter Trend, daß Männer besonders mit der materiellen Sicherung der Familien befaßt sind.

Bei allen anderen psychopathologischen Inhalten konnte eine deutliche Interaktion mit der kulturellen Herkunft nachgewiesen werden.

Aus der Literatur zu erwarten war das Überwiegen der Schuldgefühle bei der deutschen Bevölkerung, da es weitgehend akzeptiert ist, daß diese in christlich-jüdisch geprägten Gesellschaften und in westlichen Industriegesellschaften häufiger sind als in Kulturen mit anderer Religion oder, damit koinzident, geringerer Industrialisierung (103, 104, 113, 114). Die Rückführung dieser Differenzen auf unterschiedliche Behandlungen des Schuldphänomens in den jeweiligen Religionen ist keineswegs so eindeutig, wie es der erste Blick auf die Daten nahelegen mag. MURPHY konnte in einer Zusammenfassung bisheriger transkultureller Untersuchungen nachweisen, daß Religion allein zur Erklärung der Differenzen nicht genügt (104), KIMURA fand in einem japanischen und einem deutschen Kollektiv gleichhäufig Schuldgefühle, wenn auch anderer Struktur (69). Auch in der vorliegenden Untersuchung hatten Patienten aus sozioökonomisch unterentwickelten Regionen weniger Schuldgefühle, selbst wenn sie christlicher Konfession waren. Vor allem war insgesamt Religion als Inhalt der Schuldvorwürfe in allen Gruppen extrem selten.

Es bedarf also ergänzender Erklärungen differenter Schuldaktualisierungen, die sich aus der Verknüpfung von Leistungs- und Pflichtethik mit internalisierten Gewissensinstanzen in westlichen, aber auch japanischen Industriegesellschaften ergeben. Zumindest in Europa mögen diese Verbindungen ursprünglich religiös mitgeprägt gewesen sein, säkulare Trends verbanden aber Leistung, Pflicht und konsekutiv Schuld auch unabhängig von religiöser Transzendenz (12, 51, 70, 104, 146, 147). Im Gegensatz dazu erklärt PRIORI (118) mit dem traditionellen Konzept des Familialismus zumindest teilweise die seltenen Schuldgefühle ausländischer Arbeitnehmer. Diese Familienbindung soll beherrschendes Wertprinzip vor allem sozioökonomisch weniger entwickelter Räume des Mittelmeerraumes gewesen sein, aus dem die hier untersuchten ausländischen Arbeitnehmer vorwiegend stammen. Danach ist nicht ein internalisiert-abstraktes Leistungsprinzip mit internalisierter Pflichtethik Grundprinzip des Handelns, sondern vor allem die Verpflichtung gegenüber der Familie und der nächsten Umwelt und deren größtmöglicher Nutzen. Diese Analyse der Ursachen unterschiedlicher Schuldaktualisierung kann sich auf nur wenig empirische Befunde stützen und bleibt letztendlich spekulativ. Immerhin wäre sie auch Erklärung für das Postulat von der nahen Beziehung der Schuldgefühle zum Insuffizienzgefühl, verbunden über vor allem westlich tradierte Leistungsethik (114). Auch ist darin berücksichtigt, daß in unserer Untersuchung gerade die Schuldgefühle bezüglich Berufspflichten, nicht hingegen der Familienpflichten, signifikant seltener waren. Die Konstanz des Insuffizienzthemas spricht dagegen andererseits für die Anpassung der meist lange in Deutschland lebenden Ausländer an westliche Leistungsethik.

Ähnlich komplex ist die Situation bei der Sorge um die Selbstentfaltung. Unabhängig voneinander thematisierten diese häufiger sowohl Patienten mit höherer Schulbildung, eine indirekte Bestätigung der vorangegangenen Untersuchungen, als auch deutsche Patienten im Vergleich zu Gastarbeitern. Dabei ist unsere bisherige Dichotomisierung in Pflicht- und Akzeptanzwerte einerseits, Selbstentfaltungswerte andererseits, für die ausländischen Mitbürger schwer haltbar. Wie kulturspezifisch diese Differenzierung ist, zeigt sich allein darin, daß bei Ausländern in Umkehrung unserer Befunde beim intrakulturellen Vergleich, die Sorge um Selbstentfaltung eben genau dann besonders häufig auftrat, wenn auch Schuldgefühle vorhanden waren. Zu erwarten war, daß

Arbeitsemigranten seltener Probleme in Zusammenhang mit der Selbstverwirklichung in der Depression thematisieren würden. Zuerst war ja das Wertkonzept der Selbstentfaltung für die Herkunftsgesellschaften der Emigranten nicht konzipiert, ist vielmehr ein typisches Produkt westlicher Industriegesellschaften. Dann konnte eine Anpassung der Gastarbeiter an bundesrepublikanische postmaterialistische Einstellungen auch in einer soziologischen Analyse nicht verifiziert werden, auch nicht nach längerer Aufenthaltsdauer und Anpassung der ausländischen Staatsangehörigen (16). Betrachtet man zudem die an materielle Sicherheit gebundenen Auswanderungsmotive ausländischer Arbeitnehmer (34, 37, 74, 117, 121, 141) einerseits und die Hierarchie menschlicher Bedürfnisse nach der Theorie MASLOWS (99) andererseits, wonach das Bedürfnis nach Selbstverwirklichung an letzter Stelle steht, Sicherheitsbedürfnisse, auch materielle, dagegen an zweiter Stelle, so erklärt sich daß bei Gastarbeitern auch psychopathologisch in der Depression Selbstverwirklichung seltener aktualisiert wurde.

Eine Erklärung für die Verbindungen von Schuldgefühlen und der Sorge um die Selbstverwirklichung bei Ausländern in der Depression, die nach unseren bei Deuschen gewonnenen Ergebnissen nicht zu erwarten war, müssen wir hingegen offen lassen. Beide psychopathologischen Inhalte erwachsen allerdings aus höheren Bedürfnissen in obengenannter, an wesentlichen Industriegesellschaften gewonnenen Stufenabfolge der Bedürfnisse von MASLOW (99). Eine Teiladaption der teilweise schon sehr lang in der Bundesrepublik lebenden Arbeitsemigranten an die westliche Industriegesellschaft könnte die gleichzeitige Aktualisierung bisher von uns als widersprüchlich erachteter Inhalte vielleicht erklären.

Die Beschränkung des Selbstentfaltungsthemas auf jüngere Patientengruppen reiht sich hingegen wieder in unsere bisherigen Ergebnisse und Literaturberichte ein (16).

Auf sichererem empirischen Grund bewegen wir uns bei der Interpretation der Häufung körperlicher Beschwerden als Depressionsinhalt bei Gastarbeitern: die Thematisierung des Leibes bei den affektiven Psychosen knüpft an einen der in der Literatur am besten gesicherten Befunde an, die Häufung psychosomatischer und hypochondrischer Syndrome oder körperlicher Klagen und funktioneller Organstörungen bei Gastarbeitern im Rahmen affektiver Erkrankungen oder Belastungsreaktionen (14, 17, 34, 37, 44, 74, 116, 117, 120, 121). Bisher beschränkte sich diese Zuordnung vor allem auf erlebnisreaktive, psychogene Syndrome. Mit der Ausdehnung dieser Symptomgestaltung auch auf die affektiven Psychosen in dieser Untersuchung muß dagegen von einer allgemeinen Ausdruckspräferenz dieser Bevölkerungsgruppe für das Körperthema bei psychischen Erkrankungen oder Störungen jeder Art ausgegangen werden. Zurückzuweisen ist dagegen wohl die traditionelle Sichtweise, daß leibbezogene Syndrome als spezifische Reaktion auf Migrations-, Akkulturations- oder Dekulturationsphänomene ätiologisch zu interpretieren sind wie im Falle der Entwurzelungsdepression (116). Dies würde nämlich unsere identischen Befunde auch bei den affektiven Psychosen, also nicht reaktiv entstandenen Erkrankungen, unberücksichtigt lassen. Auch epidemiologische Untersuchungen zeigten keine Häufung affektiver Psychosen bei Gastarbeitern (11, 86) und HÄFNER (44, 45) konnte nachweisen, daß im zeitlichen Zusammenhang mit Wanderung und Kulturwechsel reaktiv gerade typische depressive Reaktionen auftraten, erst später körperbezogene Syndrome. Auch ein anderer Befund, der immer wieder als Hinweis auf die ätiologische

Bedeutung mißlungener Akkulturation bei psychosomatischen und hypochondrischen Symptomen zitiert wird, konnte von uns nicht bestätigt werden: die Häufung körperlicher Klagen bei Frauen, die stärker ihrer Heimatkultur, weniger den westlichen Industriegesellschaften angepaßt sein sollen (100, 142).

Wesentlich auch für die Beurteilung der soziokulturellen Zusammenhangsstruktur der gehäuften Klagen über körperliche Beschwerden bei Gastarbeitern ist wieder das Ergebnis der log-linearen Analyse. Danach wurde ja erneut der mit den vorangegangenen Untersuchungen konsistente Befund der Abhängigkeit von der Schulbildung bestätigt. Dazu differenziert sich diese gegenseitige Abhängigkeit noch dadurch, daß sich vor allem ausländische Staatsangehörige mit niedriger Schulbildung in Bezug auf die Häufigkeit der Thematisierung des Körperlichen von Deutschen unterscheiden. Berücksichtigt man noch, daß Grund- oder Hauptschulbesuch als hier gewählter Indikator für Patienten mit geringerer Schulbildung in Deutschland, nach allem was wir wissen, ein deutlich höheres Bildungs- und Ausbildungsniveau zur Folge hat als in den meisten Herkunftsländern ausländischer Staatsangehöriger (141), so wird erneut wie in den vorangegangenen Untersuchungen die Bedeutung der Sozialstruktur als maßgeblicher, irreduzibler Einflußfaktor für das Auftreten der körperbezogenen Klage evident.

Auch für die Erklärung der interkulturellen Unterschiede des Körperthemas können somit die in der Untersuchung 2 an Hand der bildungsgebundenen Differenzen gegebenen Interpreationen im Rahmen der "Syndrome der Mißbefindlichkeit" Geltung beanspruchen. Unsere Analyse zeigte aber auch, daß unabhängig von der Bildungsschicht ausländische Staatsangehörige aus sozioökonomisch weniger entwickelten Regionen mit wahrscheinlich weniger individualistischer Ausrichtung den Leib häufiger in der Depression zum Thema wählen. Die bereits erwähnten Theorien unterschiedlicher Sprachformen geben dafür eine Erklärung (71, 87, 100, 104): nicht nur zwischen Sozialschichten, sondern auch zwischen sozioökonomisch differenten Kulturen sind Trennungslinien tradiert zwischen einem psychisches Mißbehagen in psychischer Sprache und psychisches Mißbehagen in körperlicher Sprache ausdrückenden Sprachductus. Das gleiche drückt PFEIFFER (114) in seiner Erklärung der Frequenz körperlicher Beschwerden in weniger entwickelten Ländern konkret so aus: "Sie [körperliche Klagen] geben dem Gefühl Ausdruck, daß hinter dem Schwinden der Lebenskraft eine Störung der sozialen Beziehungen steht, und sind damit besonders geeignet, die Unterstützung durch die engere Umgebung zu mobilisieren. Solche Überlegungen stellen den Versuch dar, sich mit der Verstimmung und den Beschwerden gedanklich auseinanderzusetzen. Schon diese Bereitschaft steht mit kulturellen Faktoren in Zusammenhang, z. B. mit dem Grad der Schulbildung".

Alternative Erklärungen wären auch mangelhafte Sprachkompetenz oder ein anderes Ehrgefühl, die nur den Ausdruck körperlicher Symptome zulassen.

Zwei Problembereiche, die besonders bei interkulturellen Untersuchungen intervenieren, mußten bisher unberücksichtigt bleiben. Zum einen kann ein fundamental verschiedenes Krankheitsverständnis innerhalb verschiedener Kulturkreise zu einer völlig unterschiedlichen Inanspruchnahme von Krankenhausbehandlungen führen, ein Problem, das wir hier bei der ausschließlichen Untersuchung von stationär behandelten

Patienten unbearbeitet lassen müssen. Für alle Untersuchungen müssen wir somit die Relativierung unserer Ergebnisse auf für die jeweilige Zeit, Schicht oder Kultur spezifische Krankheitsdefinitionen akzeptieren, auf die Patienten also, die dem Kliniker in den Blick kommen. Möglicherweise entgeht uns dadurch das gleichsam reine Phänomen der affektiven Psychosen. Es muß hier also offen bleiben, welche endogenen Depressionen untersucht wurden, mit WEITBRECHT (152) können wir sagen, ob die Erkrankung dekompensiert oder ob sie kompensiert blieb, nicht den Rang einer Krankheit annahm.

Eine andere Frage im Zusammenhang mit ausländischen Staatsangehörigen, der auch in einem Klinikkrankengut nachgegangen werden kann, ist, ob festgestellte Unterschiede innerhalb diagnostischer Entitäten vielleicht nur dadurch zustande kommen, daß die diagnostische Zuordnung bereits aufgrund kulturgebundener Vorstellungen der Untersucher zu einer Verschiebung der tatsächlichen Gestalt der affektiven Psychosen führt (71). Untersuchung IV wird diesen letzten Aspekt behandeln.

4.7.4.3 Beantwortung der Fragen von Untersuchung III

Es konnten deutliche Unterschiede vor allem der inhaltlichen Symptomatik der Melancholien zwischen ausländischen und deutschen Staatsangehörigen nachgewiesen werden. Statistisch signifikant verschieden waren die Häufigkeiten von Angstgefühlen sowie der depressiven Themen außer den Verarmungsgefühlen und Insuffizienzgefühlen. Hysteriforme Symptomgestaltung und Leibgefühlsstörungen differierten, anders als in der Literatur, nur wenig ausgeprägt. Erklärungen der Differenzen im Rahmen soziokultureller Lebensformen betonten Gruppenunterschiede bezüglich einer Leistungs- und Pflichtethik, der Bedürfnis- und Bildungsstruktur und der Sprachformen.

4.8 Untersuchung IV: Vergleich deutscher und ausländischer Staatsangehöriger
Teil 2

4.8.1 Einleitung und Fragestellung

Ein erster Vergleich von ausländischen und deutschen Staatsangehörigen an Hand von Krankengeschichten in der vorangegangenen Untersuchung zeigte Unterschiede zwischen diesen beiden Gruppen. Es mußte offen bleiben, ob vielleicht weniger die Inhalte der affektiven Psychosen verschieden sind, als vielmehr kulturgebundene Vorannahmen der Untersucher bei ausländischen Patienten zu einer der fremden Kultur nicht gerecht werdenden diagnostischen Zuordnung führen, und die diagnosegebundenen Vergleiche somit das reale Symptommuster verschleiern. In der Literatur wurde diese Möglichkeit mehrfach vor allem bei Betrachtung hypochondrischer und psychosomatischer Beschwerden erwähnt (71, 121).

In dieser letzten Untersuchung soll deswegen gefragt werden, ob psychopathologische Differenzen zwischen einer deutschen und einer türkischen Patientengruppe mit affektiven Störungen auch dann bestehen bleiben, wenn nur die nach operationalisierten, möglichst inhalts- und kulturunabhängigen Diagnosekriterien festgestellten affektiven Psychosen verglichen werden. Es wurde dazu ein polydiagnostischer Ansatz (13, 67) gewählt, bei dem die Major Depression nach DSM-III-R (26) die Gesamtheit der affektiven Syndrome umfassen soll, das endogenomorphe Achsensyndrom nach den "Wiener Forschungskriterien" (13) die eng definierte Gruppe der affektiven Psychosen. Bisherige Untersuchungen zeigten, daß die Wiener Forschungskriterien eine psychopathologisch konsistente, aber möglicherweise nicht alle affektiven Psychosen umfassende Kerngruppe der endogenen Depression extrahieren können (67). Sie verzichten auf inhaltliche Spezifikationen und verlangen für die Diagnose nur das Vorhandensein von Antriebshemmung oder Verstimmung und gleichzeitig Biorhythmusstörungen.
Die Fragestellungen von Untersuchung 4 lautet somit:
1. Finden sich die in der Untersuchung III gefundenen psychopathologischen Unterschiede zwischen deutschen und ausländischen Staatsangehörigen auch, wenn nur nach formalen, operationalisierten Regeln diagnostizierte affektive Psychosen verglichen werden ohne Bezug auf Klinikdiagnosen?

4.8.2 Methodik

Mit dem beschriebenen Erhebungsbogen wurden alle 1989, 1990 oder 1991 erstmalig in der Psychiatrischen Universitätsklinik Erlangen-Nürnberg stationär aufgenommene türkische Patienten mit einer Major Depression interviewt, die folgenden Kriterien entsprachen.

Die Einschlußkriterien waren:
1. Türkische Nationalität und aufgewachsen (mindestens bis zum 18. Lebensjahr) in der Türkei.
2. Diagnose einer Major Depression, mittel oder schwer, nach DSM-III-R (26).
3. Stationäre Erstbehandlung und Erstmanifestation der Erkrankung.
4. Grund- oder Hauptschulbesuch, keine höhere Schulbildung.

Ausschlußkriterien waren:
1. Organische Erkrankungen
2. Weitere psychiatrische Diagnosen

Mit dem gleichen Erhebungsbogen wurde eine individuell nach Geschlecht gematchte deutsche Vergleichsgruppe aus dem gleichen Zeitraum untersucht, die (abgesehen von Einschlußkriterium 1) den gleichen Ein- und Ausschlußkriterien entsprechen mußte.

Alle Probanden wurden auch nach den Wiener Forschungskriterien diagnostiziert mit der Frage, ob sie den Kriterien des endogenomorph-zyklothymen Achsensyndroms als Definition der endogenen Depression (13) entsprachen. Der Schweregrad der Verstimmung wurde mit der Hamilton-Depressionsskala (49) festgestellt.

Die Datenauswertung erfolgte analog den vorangegangenen Untersuchungen. Wir beschränkten bivariate Analysen auf die psychopathologischen Parameter, in denen sich in der Krankengeschichtenuntersuchung III Gruppendifferenzen aufzeigen ließen und mit denen später auch eine multivariate Analyse durchgeführt werden sollte. Log-lineare Analysen wurden nur für die Patienten mit einem endogenomorph-zyklothymen Achsensyndrom durchgeführt.

4.8.3 Ergebnisse

4.8.3.1 Ergebnisse der uni- und bivariaten Analysen

Tabelle 26 zeigt die Darstellung der soziodemographischen Parameter.

Tabelle 26: Vergleich deutsche/türkische Staatsangehörige - die soziodemographischen Daten

	Gruppe 1 Deutsch n=51 n (%)	Gruppe 2 Türkisch n=51 n (%)	Gesamt n=102 n (%)	chi^2-Test p=
Diagnosen				
Major Depression (MD)	51 (100,0)	51 (100,0)	102 (100,0)	1,000
davon Endogene Depression (ED)	42 (82,4)	38 (74,5)	80 (78,4)	0,336
Geschlecht				1,000
männlich	26 (51,0)	26 (51,0)	52 (51,0)	
weiblich	25 (49,0)	25 (49,0)	50 (49,0)	
Religion				0,000
evangelisch	25 (49,0)	0 (0,0)	25 (24,5)	
katholisch	26 (51,0)	0 (0,0)	26 (25,5)	
islamisch		51 (100,0)	51 (50,0)	
Familienstand				0,330
ledig	8 (15,7)	4 (7,8)	12 (11,8)	
verheiratet	37 (72,5)	45 (88,2)	82 (80,4)	
geschieden	2 (4,0)	1 (2,0)	3 (2,9)	
verwitwet	4 (7,8)	1 (2,0)	5 (4,9)	
Schulausbildung				1,000
Hauptschule	51 (100,0)	51 (100,0)	51 (100,0)	
Berufsausbildung				0,182
keine	16 (31,4)	31 (60,8)	47 (46,1)	
Lehre	35 (68,6)	20 (39,2)	55 (53,9)	
Beruf				0,000
Landwirt	3 (5,9)	0 (0,0)	3 (2,9)	
Arbeiter/Angestellter einfache Tätigkeit	22 (43,1)	38 (74,5)	60 (58,8)	
selbständige Tätigkeit	17 (33,3)	8 (20,2)	25 (24,5)	
Hausfrau	6 (11,8)	5 (5,3)	11 (10,8)	
in Ausbildung	3 (5,9)	0 (0,0)	3 (2,9)	
Aufgewachsen im Herkunftsland	51 (100,0)	51 (100,0)	102 (100,0)	1,000
Aufenthaltsdauer				
bis 1 Jahr		0 (0,0)		
über 5 Jahre		30 (58,8)		
über 10 Jahre		11 (21,5)		
über 20 Jahre		10 (9,7)		

Nur 51 türkische Patienten erfüllten in drei Jahren die Untersuchungskriterien. Entsprechend den methodischen Voraussetzungen stimmten die beiden Gruppen abgesehen von der Religionszugehörigkeit und dem Beruf bzw. der Ausbildung in den anderen Parametern weitgehend überein.

Zwischen den Gruppen bestanden keine signifikanten Altersunterschiede. Der Altersmedian bei den Türken lag bei 39,0 Jahren, bei den Deutschen bei 40,0.

Tabelle 27 vergleicht die nicht inhaltsgebundenen psychopathologischen Formen.

Tabelle 27: Vergleich deutsche/türkische Staatsangehörige - Gegenüberstellung der psychopathologischen Formen der Gesamtgruppe (n=102) mit "Major Depression" (=MD) und der Untergruppe (n=80) mit "Endogenomorpher Depression" (=ED)

	Gruppe 1 Deutsch n=51 n (%)	Gruppe 2 Türkisch n=51 n (%)	Gesamt n=102 n (%)	chi^2-Test p=	Tendenz Gruppe 1 -> Gruppe 2
Antriebshemmung					
MD	42 (82,4)	38 (74,5)	80 (78,4)	0,335	-
ED	42 (100,0)	38 (100,0)	80 (100,0)	1,000	+ -
Angst					
MD	27 (52,9)	20 (39,2)	47 (46,1)	0,164	-
ED	26 (61,9)	27 (44,7)	53 (53,8)	0,124	-
mit Panik					
MD	13 (25,5)	14 (27,5)	27 (26,5)	0,822	+
ED	11 (26,2)	12 (31,6)	23 (28,8)	0,595	+
Vegetative Störungen					
MD	44 (86,3)	43 (84,3)	87 (85,3)	0,779	-
ED	39 (92,9)	37 (97,4)	76 (95,0)	0,355	+
Leibgefühlsstörungen					
MD	32 (62,7)	43 (86,0)	75 (74,3)	0,008	+
ED	25 (59,5)	34 (91,9)	59 (74,7)	0,001	+
Wahn					
MD	12 (23,5)	8 (15,7)	20 (19,6)	0,318	-
ED	12 (28,6)	8 (21,1)	20 (25,0)	0,605	-

Leibgefühlsstörungen waren bei den Türken in beiden Diagnosegruppen signifikant häufiger, Angst war (ohne statistische Signifikanz) jeweils seltener. Die Gruppenrelationen blieben unabhängig vom gewählten diagnostischen Ansatz weitgehend gleich, nur vegetative Störungen waren bei Türken mit endogener Depression anders als in der Gesamtgruppe häufiger als bei Deutschen.

Den Vergleich der psychopathologischen Inhalte zeigt Tabelle 28.

Tabelle 28: Vergleich deutsche/türkische Staatsangehörige - Gegenüberstellung der psychopathologischen Inhalte der Gesamtgruppe (n=102) mit "Major Depression" (=MD) und ihrer Untergruppe (n=80) mit "Endogenomorpher Depression" (=ED)

	Gruppe 1 Deutsch n=51 n (%)	Gruppe 2 Türkisch n=51 n (%)	Gesamt n=102 n (%)	chi^2-Test p=	Tendenz Gruppe 1-> Gruppe 2
Schuldgefühle					
MD	11(21,6)	7(13,7)	18(17,6)	0,299	-
ED	11(26,2)	4(10,5)	15(18,8)	0,073	-
Verarmungs-gefühle					
MD	6(11,8)	4 (7,8)	10 (9,8)	0,505	-
ED	5(11,9)	1 (2,6)	6 (7,5)	0,115	-
Klagen über körperliche Beschwerden					
MD	22(43,1)	42(82,3)	64(62,7)	0,000	+
ED	18(42,9)	34(89,5)	52(65,0)	0,000	+
Insuffizienz-gefühle					
MD	21(41,2)	19(37,3)	40(39,2)	0,685	-
ED	20(47,6)	17(44,7)	37(46,3)	0,796	
Selbstentfaltung					
MD	14(28,0)	11(21,6)	25(24,8)	0,453	-
ED	11(26,2)	4(10,5)	15(18,8)	0,073	-

In beiden Diagnosegruppen waren Klagen über körperliche Beschwerden bei Türken signifikant häufiger. Alle anderen Inhalte waren nicht signifikant auf dem 5%-Niveau verschieden. Schuldgefühle und Sorgen um die Selbstentfaltung waren bei den affektiven Erkrankungen insgesamt bei Türken seltener, deutlich ausgeprägt nur bei den endogenen Depressionen. Auch die geringen Unterschiede bei den Verarmungsgefühlen waren akzentuiert bei den endogenen Depressionen. Bei den Insuffizienzgefühlen veränderte sich die Relation zwischen den Diagnosegruppen wenig.

4.9.3.2 Ergebnisse der multivariaten Analyse

Die log-lineare Analyse mit den Variablen "Herkunftsland"/"Geschlecht"/"Antriebshemmung"/"Angst"/"vegetative Störungen"/"Leibgefühlsstörungen" bei der Untergruppe der endogenomorphen Depressionen zeigte die in Tabelle 29 gelisteten signifikanten Zweier- bzw. dazugehörigen Dreierinteraktionen.

Tabelle 29: Vergleich deutsche/türkische Staatsangehörige - das erste log-lineare Modell

Herkunftsland/Leibgefühlsstörungen	p<0,006
Vegetative Störungen/Leibgefühlsstörungen	p<0,003
Vegetative Störungen/Angst	p<0,011
Geschlecht/vegetative Störungen/Angst	p<0,037

Nach diesen Interaktionen waren Leibgefühlsstörungen im engeren Sinne, also die Wahrnehmung von lokalisierten Mißempfindungen, bei Türken häufiger. Vegetative Störungen traten mit Leibgefühlsstörungen und Angst auf, wobei die signifikante Dreierinteraktion darauf hinweist, daß die Verbindung von vegetativen Störungen und Angst vor allem beim weiblichen Geschlecht präsent war.

Die zweite log-lineare Analyse mit den Variablen "Herkunftsland"/"Geschlecht"/"Schuldgefühle"/"Verarmungsgefühle"/"Klage über körperliche Beschwerden"/"Insuffizienzgefühle"/"Selbstentfaltung" ergab die in Tabelle 30 gezeigten Interaktionen.

Tabelle 30: Vergleich deutsche/türkische Staatsangehörige - das zweite log-lineare Modell

Herkunftsland/Klage über körperliche Beschwerden	$p<0,008$
Herkunftsland/Selbstentfaltung	$p<0,000$
Herkunftsland/Schuldgefühle	$p<0,047$
Schuldgefühle/Selbstentfaltung	$p<0,000$
Schuldgefühle/Klage über körperliche Beschwerden	$p<0,000$
Klage über körperliche Beschwerden/Selbstentfaltung	$p<0,010$
Insuffizienzgefühle/Selbstentfaltung	$p<0,009$

Nach der Analyse waren Klagen über körperliche Beschwerden bei Türken signifikant häufiger, Sorgen um die Selbstverwirklichung und Schuldgefühle signifikant seltener. Schuldgefühle und Sorge um die Selbstentfaltung traten zusammen mit der Klage um körperliche Beschwerden seltener auf, gehäuft zusammen traten Insuffizienzgefühle und Sorge um die Selbstentfaltung auf. Dreierinteraktionen waren nicht signifikant.

In einem dritten log-linearen Modell mit den Variablen "Herkunftsland"/"Geschlecht"/"Vorhandensein von körperlichen oder vegetativen Symptomen"/"Klage über körperliche Beschwerden"/ ergaben sich die in Tabelle 31 gezeigten Interaktionen. Dieses Modell wurde gewählt, um festzustellen, ob körperliche Mißempfindungen im weiteren Sinne, wie sie auch bei sogenannten Somatisierungsstörungen aufgeführt werden, kulturunterschiedlich sind, oder, ob nur die Konzentration auf diese soziokulturell variant ist. Dazu wurden Leibgefühlsstörungen und bei den vegetativen Symptomen genannte primär somatische Mißempfindungen zusammengefaßt.

Tabelle 31: Vergleich deutsche/türkische Staatsangehörige - das dritte log-lineare Modell

Herkunftsland/Klage über körperliche Beschwerden	$p<0,000$
Geschlecht/Vorhandensein körperlicher Beschwerden/Klage über körperliche Beschwerden	$p<0,047$
Vorhandensein körperlicher Beschwerden/Klage über körperliche Beschwerden	$p<0,003$

Nach dieser Modellierung waren nur die Klagen über oder die Präokkupation mit dem Körperbeschwerdekomplex (einschließlich Hypochondrie) bei ausländischen Staatsangehörigen häufiger, unabhängig davon, ob diese Beschwerden tatsächlich körperlich empfunden wurden. Körperliche Symptome, ob beachtet oder unbeachtet waren aber nicht verschieden. Besonders Frauen, unabhängig vom Herkunftsland, wählten das Körperthema, wenn sie Beschwerden spürten.

4.8.3.3 Ergebnisse der Alters- und Schweregradvergleiche

Patienten mit der Sorge um Selbstentfaltung waren wie in allen bisherigen Untersuchungen jünger ($p<0,045$). Mit dem U-Test ergaben sich keine weiteren Altersunterschiede. Genauso fanden sich mit dem U-Test keine Unterschiede beim mit der Hamilton-Depressionsskala gemessenen Schweregrad der Depression bezüglich des Auftretens von Symptomen.

4.8.4 Interpretation und Diskussion der Ergebnisse

Die Fragestellung war eingegrenzt auf die Problematik, ob psychopathologische Unterschiede zwischen Deutschen und Ausländern auch bei klar operationalisierten, möglichst nicht an psychopathologische Themen gebundenen Diagnosekriterien nach wie vor nachweisbar sind. Für die Analyse stand bei den methodischen Voraussetzungen nur eine kleine Patientenzahl zur Verfügung, so daß statistische Signifikanzen unentdeckt bleiben können und nur mit Vorsicht zu beurteilen sind. Eine qualitativ orientierte Interpretation wird daher vorgezogen.
Methodisch wurde auf homogene Gruppen geachtet. Die ausländischen Patienten waren ausschließlich Türken und nach den Einschlußkriterien sollten die Patientengruppen in ihrem Sozialstatus nicht unterschieden sein. Auf die Schwierigkeit, daß beim Vergleich deutscher und ausländischer Arbeitnehmer die Kategorisierung der Bildung in "Hauptschulbesuch Ja/Nein" eine möglicherweise inadäquate Differenzierung aufgrund verschiedener Bildungssysteme darstellt, wurde bereits in der vorangegangenen Untersuchung hingewiesen.

Die dargestellten methodischen Überlegungen und die strengen Einschlußkriterien lassen einen Vergleich mit der vorangegangenen Krankengeschichtenuntersuchung bezüglich der Häufigkeiten nur bedingt zu. Trotzdem finden die dortigen Ergebnisse mit diesen Einschränkungen eine empirische Bestätigung entsprechend der Fragestellung. Unsere Ergebnisse konnten zeigen, daß psychopathologische Unterschiede zwischen Deutschen und Ausländern bei endogenen Depressionen auch bei einem engen Begriff der affektiven Psychosen bestehen bleiben. Dies gilt für die in der Einleitung besonders in Frage gestellte Klage über körperliche Beschwerden genauso wie für die Kategorie der Selbstentfaltung und -verwirklichung wie für die Schuldgefühle. Die in Untersuchung III gegebenen Interpretationen bedürfen damit nicht der Revision oder Erläuterung. Die ähnlichen Häufigkeitsverteilungen der Themen bei der unspezifischen Major Depression und der endogenomorphen Depression unterstützen dazu die

Annahme, daß es sich nicht um den affektiven Psychosen immanente krankheitsspezifische Inhalte handelt, sondern um an soziokulturelle Lebensformen gebundene.

Zusammenfassend bestätigt die Untersuchung die Ergebnisse der Krankengeschichtenanalyse von Untersuchung III also weitgehend. Weder kulturelle Differenzen beim Auftreten von Angst, noch von Schuldgefühlen, Sorgen um den Körper oder die Selbstentfaltung scheinen an die in Klinikdiagnosen eingehenden kulturgebundenen Vorannahmen der Untersucher assoziiert zu sein. Die gleiche soziokulturelle Variabilität findet sich vielmehr auch bei der Untersuchung nicht themengebundener, operationalisiert erfaßter affektiver Störungen mit der Interviewtechnik.

5. Zusammenfassung der empirischen Ergebnisse und der Diskussionen mit Beantwortung der Fragestellung

5.1 Zusammenfassung der empirischen Daten

In der vorliegenden Untersuchung wurde nach den allgemeinen und speziellen Einflüssen soziokultureller Faktoren oder Lebensformen auf die Psychopathologie affektiver Störungen am Beispiel der Melancholien gefragt (1.3). In Verbindung mit bisherigen Erkenntnissen aus der Literatur sollten vier empirische Studien darüber Aufschluß geben: Der epochale Gestaltwandel wurde an 367 Krankengeschichten untersucht, 100 semistrukturierte Befragungen wurden zur Frage des Bildungseinflusses durchgeführt, der interkulturelle Aspekt wurde schließlich durch die Untersuchung von 240 Krankengeschichten und die Befragung von 102 Patienten untersucht.

Der Vergleich von 1969/70 und 1989/90 erstmalig stationär aufgenommenen Patienten mit endogenen Depressionen zeigte eine Abnahme der Schuldgefühle und der Klagen über körperliche Beschwerden. Sorgen um die Selbstentfaltung und -verwirklichung waren umgekehrt häufiger. Diese Kategorie war auch bei der Untersuchung zum Gestaltwandel vor allem gebunden an Patienten mit höherer Schulbildung.

Beim Vergleich verschiedener sozialer Lagen, ausgedrückt durch den Indikator der Schulbildung, klagten Patienten mit höherer Schulbildung signifikant seltener über körperliche Beschwerden, machten sich umgekehrt signifikant häufiger Sorgen um Selbstentfaltung und -verwirklichung. In einem Einstellungsfragebogen zeigte sich gleichzeitig eine Verbindung zu den Werteinstellungen der Patienten bezüglich Pflicht- und Selbstentfaltungswerten. Patienten mit Hauptschulbildung und einer pflichtorientierten Einstellung thematisierten körperliche Beschwerden, Patienten mit selbstentfaltungsorientierten Einstellungen unabhängig von der Schulbildung die Sorge um Selbstentfaltung und -verwirklichung in der Depression.

Beim interkulturellen Vergleich deutscher und ausländischer Arbeitnehmer und ihrer Angehörigen thematisierten Gastarbeiter häufiger körperliche Beschwerden, seltener dagegen Schuldgefühle, Sorgen um die Selbstentfaltung. Bei den Themen "Körper" und "Selbstentfaltung" wurden gleich den vorangegangenen Untersuchungen Zusammenhänge mit der Schulbildung festgestellt. Dabei waren bei Gastarbeitern Interaktionen zwischen Bildung und Themenwahl anders als bei den deutschen Arbeitnehmern strukturiert.

Zwischen den einzelnen Themen bestand über die Abhängigkeiten von den angesprochenen soziokulturellen Lebensformen hinaus auch untereinander eine Zusammenhangsstruktur.

Zusätzlich zu den dargestellten, primär untersuchten soziokulturellen Einflußfaktoren fanden sich in den multivariaten Analysen bei zwei Untersuchungen ein Zusammenhang zwischen männlichem Geschlecht und Verarmungsgefühlen, bei einer Untersuchung zwischen männlichem Geschlecht und Insuffizienzgefühlen und bei allen Untersuchungen eine Verbindung der Sorge um Selbstentfaltung und -verwirklichung mit jüngeren Lebensaltern.

Neben der Themenwahl wurde die psychopathologische Form, die Symptome, die als mögliche Grundsymptome der affektiven Psychosen in Frage kommen, auf soziokulturelle Varianz oder Invarianz überprüft. In multivariaten Analysen waren nur Leibgefühlsstörungen häufiger bei Gastarbeitern, alle anderen Symptome zeigten keine statistisch signifikanten Unterschiede zwischen verschiedenen soziokulturellen Gruppierungen. Bei den bivariaten Analysen der Krankengeschichtenuntersuchungen waren vegetative Störungen und Leibgefühlsstörungen 1990 seltener, Angst und Leibgefühlsstörungen traten bei Gastarbeitern mit affektiven Psychosen seltener auf.

Der Wahn und seine Inhalte sowie die Inhalte der Selbstvorwürfe wurden nicht multivariat analysiert, sondern nur deskriptiv dargestellt. Wahn als formales Phänomen war, wenn auch nicht statistisch signifikant, bei ausländischen Arbeitnehmern bei Untersuchung von Krankengeschichten seltener. Die Wahninhalte entwickelten sich weitgehend parallel zu den ihnen korrespondierenden psychopathologischen Themen, erreichten aber selten statistisch signifikante Differenzen zwischen den Gruppen. Die sechs untersuchten Inhalte der Selbstvorwürfe waren bei allen Gruppenvergleichen verschieden, mehrmals signifikant.

5.2 Zusammenfassende Beantwortung der Fragestellung

5.2.1 Die Frage nach der soziokulturellen Abhängigkeit

Die erste Frage der Untersuchung richtete sich auf das allgemeine Strukturphänomen, ob soziokulturell-pathoplastische Faktoren bei affektiven Psychosen nachzuweisen sind. Traditionelle Annahmen und bisherige empirische Ergebnisse, die in der Einleitung und im Literaturüberblick referiert wurden, machten bereits eine Bejahung dieser Frage wahrscheinlich. Unsere Ergebnisse aus vier empirischen Untersuchungen bestätigen diese Hypothese eines pathoplastischen Einflusses soziokultureller Lebensformen, da bei allen drei direkten Vergleichen soziokulturell differenter Gruppen psychopathologische Unterschiede nachgewiesen wurden, die multivariaten Analysen darüber hinaus zusätzliche, damit konsistente Zusammenhänge von Psychopathologie und soziokulturellen Einflußfaktoren aufgewiesen haben, und die psychopathologischen Differenzen in einen Sinnzusammenhang mit den jeweiligen sozial-kulturellen Gegebenheiten gebracht werden konnten.

Nicht bestätigt werden kann hingegen die Rede von einem depressiven Autismus (77, 78). Auch die Theorie von zeitlosen in der Melancholie aktualisierten Urängsten (130) bedarf der Modifikation. Vielmehr reagiert der endogen depressiv Erkrankte durchaus auf seine soziokulturelle Lebensumwelt, wie es auch für seine individuelle Biographie und Wertwelt bereits nachgewiesen wurde (63, 64, 65, 79, 139). Es bleibt somit Aufgabe, hinter dem Wandel und der interindividuellen Differenz der Melancholie, dies vor allem in Absenz biologisch faßbarer Parameter, eine gleichsam interindividuelle psychopathologische Konstanz im Wandel festzustellen, ein klinisch faßbares Kernsyndrom affektiver Psychosen.

5.2.2. Die Frage nach den soziokulturell-invarianten und -varianten Symptomen

5.2.2.1 Die Frage nach einem kulturunabhängigen Kernsyndrom der endogenen Depression

Die Charakterisierung eines kulturunabhängigen, damit ist auch gemeint zeit- und schichtunabhängigen Kernsyndroms affektiver Psychosen ist, wie oben bereits erwähnt, eine zentrale Perspektive psychopathologischer Forschung. Es wäre damit nicht nur die zentrale Grundstruktur, um die sich andere Symptome gruppieren, und ein diagnostistisch wegweisendes Syndrom erfaßt, sondern es wäre gleichzeitig mit diesem Kernsyndrom der biologisch-hirnorganisch begründete Anteil der Melancholie zu postulieren. Bisher wurden im wesentlichen die hier unter dem Oberbegriff der psychopathologischen Form zusammengefaßten Symptome in wechselnder Zusammensetzung für ein solches Kernsyndrom angenommen. Dazu kamen vor allem noch die schwer operationalisierbaren Befunde einer vitalen Traurigkeit oder einer qualitativ distinkten depressiven Verstimmung (131), sowie gelegentlich als inhaltlicher Aspekt die primären Schuldgefühle (139, 151, 153). Besondere Beachtung bei der Formulierung depressiver Kernsyndrome fanden dabei traditionell die transkulturellen Untersuchungen (zu verweisen auf die diesbezüglichen Ergebnisse im einleitenden Literaturüberblick dieser Arbeit).

Stellt man die erst sekundär zu überprüfende differentialdiagnostische Bedeutung eines solchen Kernsyndroms zurück und wertet die Symptome als Kernsymptome, die sowohl soziokulturell invariant, also unabhängig von Umwelt, als auch gleichzeitig häufig, also bei fast allen Melancholien auftreten, so läßt sich aus den Ergebnissen ein solches mit bisherigen Literaturergebnissen konsistentes Syndrom ableiten: neben den ubiquitären, bereits aufgrund der Definition affektiver Störungen immer vorhandenen Symptomen der unspezifischen depressiven Verstimmung und Antriebsstörung kommen vor allem die Antriebshemmung und die vegetativen Störungen dafür in Betracht.

Vor allem die Antriebshemmung in der hier verwendeten Operationalisierung, wie sie auch bei prospektiven Studien bereits zur Abgrenzung affektiver Psychosen von anderen affektiven Erkrankungen als zentrale Kategorie ausgewiesen wurde (31), trat bei fast allen Kranken und unabhängig von soziokulturellen Bedingungen auf. Vegetative Störungen, hier als Oberbegriff für Schlaf-, Biorhythmus-, Appetitstörungen und körperlich vegetative Symptome, waren ähnlich häufig, zeigten in den in dieser Hinsicht zuverlässigeren Untersuchungen mit einem Interview keine soziokulturelle Bedingtheit. Angst und Leibgefühlsstörungen in den hier verwendeten Definitionen können nach unseren Ergebnissen zum Randbereich des gesuchten Kernsyndroms zählen.

Aufgrund ihrem kulturell weitgehend invarianten Auftreten wären auch die paroxysmalen Angstzustände als Unterform der Angst oder der Wahn als formal charakterisierbare Struktur hinzuzuzählen, nur sind diese beiden Phänomene zu selten (10-30%), um ihre Einordnung als Strukturmerkmal zu rechtfertigen.

Als zusammenfassendes Ergebnis läßt sich somit also ein Kernsyndrom affektiver Psychosen bestehend aus depressiver Verstimmung, Antriebsminderung, Antriebshemmung und vegetativen-körperlichen Störungen postulieren, ähnlich wie es aus einer interkulturellen Perspektive bereits 1973 von ANGST vorgeschlagen worden ist oder aus einer eher intrakulturellen Perspektive schon in der Konzeption des "manisch-depressiven Irreseins" impliziert war (3, 76, 84).

Andererseits gelang es umgekehrt nicht, kulturspezifische psychopathologische Syndrome zu bestätigen. Dies gilt besonders für ein in der Literatur erwähntes "Gastarbeitersyndrom" (17, 121). Bezüglich der psychopathologischen Form überwiegen die Gemeinsamkeiten. Weder Körpergefühlsstörungen noch hysteriforme Symptomgestaltungen treten spezifisch bzw. besonders häufig bei ausländischen Staatsangehörigen auf.

5.2.2.2 Die Frage nach den soziokulturell-abhängigen psychopathologischen Inhalten

Einige soziokulturell variablen Symptome wurden bereits bei der Frage nach einem Kernsyndrom erwähnt. Regelmäßige Unterschiede fanden sich aber vor allem bei den psychopathologischen Inhalten. Im Folgenden werden deswegen die untersuchten psychopathologischen Inhalte einzeln in ihren Unterschieden dargestellt.

5.2.2.2.1 Die Schuldgefühle

Die Schuldgefühle wurden traditionell an zentraler Stelle im Strukturgefüge endogener Depressionen gesehen (139, 151, 153). Der Rückgang dieser Thematik im Rahmen eines epochalen Gestaltwandels, wie wir ihn auch in dieser Untersuchung wahrscheinlich machen konnten, rechtfertigt bereits heute eine solche Sichtweise nicht mehr. Nur noch ein Drittel der Patienten hatten Schuldgefühle. Dazu fanden wir nicht nur eine Abhängigkeit von der jeweiligen Zeitepoche, sondern auch von dem Herkunftsland mit den implizierten unterschiedlichen soziokulturellen Gegebenheiten und von den Werteinstellungen der Patienten. Die traditionelle Annahme, daß "es nicht richtig sei, daß die Melancholie mit dem Schuldthema nur arbeite, vielmehr erarbeite das Schulthema sozusagen die Melancholie" (139) kann durch die Ergebnisse damit nicht gestützt werden.

Von einem interpretativ-hermeneutischen Ansatz wurde als wesentlich für Differenz und Wandel der Schuldthematik der Wechsel der Werteinstellungen von Pflicht- und Akzeptanzwerten hin zu Selbstentfaltungswerten, oder in transkultureller Sicht die unterschiedliche Bedeutung einer möglicherweise religiös mitgeprägten Pflicht- und Gesinnungsethik westlicher Industriegesellschaften angenommen.

5.2.2.2.2 Die Verarmungsgefühle

Die traditionell zu den Grundängsten gezählten Verarmungsgefühle könnten nach unseren Ergebnissen noch am ehesten Anspruch erheben, ein kulturinvarianter Kerninhalt zu sein. Ihre Bedeutung in dieser Hinsicht ist eher aufgrund ihrer Seltenheit (nur 10-20% aller Patienten) als gering einzuschätzen. Soziokulturelle Unterschiede dieses Inhaltes fanden sich nur zwischen den Geschlechtern, nicht, wie eigentlich zu erwarten gewesen wäre, zwischen Gruppen, für die materielle Sicherheit unterschiedliche Bedeutung haben dürfte. Dies ist als Hinweis darauf zu werten, daß in der Depression weniger unmittelbare materielle Sicherheitsbedürfnisse aktualisiert werden, als strukturierte Einstellungen und Wertsysteme. Der Befund ist aber auch im Sinne persistierender Geschlechtsrollendifferenzen zu interpretieren.

5.2.2.2.3 Die Klage über körperliche Beschwerden

Die Thematisierung des Leibes zeigt die wahrscheinlich ausgeprägteste soziokulturelle Abhängigkeitsstruktur. Wir fanden Zusammenhänge mit der jeweiligen Zeitepoche, der Bildungsschicht, dem Herkunftsland und den Werteinstellungen, dazu noch wechselseitige Interaktionen dieser Einflußfaktoren. Gruppenunterschiede waren sehr groß, so daß die Angabe einer durchschnittlichen Häufigkeit (etwa 50% aller Patienten) wenig Aussagekraft hat.
Die Thematik ließ sich interpretativ nicht auf ein System dichotomer Werte von Pflicht und Selbstverwirklichung zurückführen. Stattdessen konnten wir Zusammenhänge mit einem allgemeinen "Syndrom der Mißbefindlichkeit" (98) aufzeigen und die Klage über körperliche Beschwerden in der Depression als soziokulturell mitbedingte Form des Ausdrucks dieser Mißbefindlichkeit interpretieren. Danach wird die Thematisierung des Leibes dann als Ausdrucksform depressiver Verstimmung gewählt, wenn entweder andere Werte in der Depression epochen-, bildungs- oder kulturgebunden nicht aktualisiert werden können, oder wenn im Sinne eines in der Literatur vielfach beschriebenen Phänomens (71, 87, 104) vor allem in unteren Bildungsschichten eine Organ- oder Körpersprache zum Ausdruck psychischer Beschwerden bevorzugt wird.

5.2.2.2.4 Die Insuffizienzgefühle

Nach unseren Ergebnissen wären die Insuffizienzgefühle in westlichen Industriegesellschaften durchaus zu einem zentralen Strukturmerkmal der Melancholie zu erheben, ähnlich wie früher die Schuldgefühle : Sie sind häufig, etwa 40-70% aller Patienten, und zwischen den von uns untersuchten soziokulturellen Lebensformen fanden sich inhaltlich hier und beim Verarmungsthema die wenigsten Unterschiede.
Gegen die Annahme einer krankheitsimmanenten, umweltunabhängigen Thematik sprechen aber der Nachweis einer soziokulturellen Abhängigkeit dieses Inhalts im Rahmen des epochalen Gestaltwandels in der ersten Hälfte des 20. Jahrhunderts, die von uns gefundenen Geschlechtsdifferenzen und in der Literatur berichtete Unterschiede beim

Vergleich von in ihren Grundzügen stark verschiedenen Kulturen (104, 114). Interpretativ ist davon auszugehen, daß das Leistungs- und Insuffizienzthema ein bei allen von uns untersuchten Gruppen ubiquitäres Phänomen ist, auch bei Gastarbeitern, die meist schon länger in westlichen leistungsorientierten Industriegesellschaften leben. Das Leistungsthema ist, je nach subjektiver Einstellung, dabei sowohl den Pflicht- wie den Selbstentfaltungswerten zuzurechnen. Trotz dieser allgemeinen gesellschaftlichen Durchdringung führen zeit-, geschlechtsrollen- und kulturgebundene unterschiedliche Internalisierungen des Leistungsethos zu differenten Aktualisierungen in der Depression. Die Bedeutung der Insuffizienzgefühle, wenn nicht als konstantes Strukturmerkmal, so doch vielleicht als melancholisches Hintergrundthema der Moderne wird dadurch unterstrichen, daß sie fast nie in multivariaten Analysen an Präsenz oder Absenz anderer Themen gebunden waren.

5.2.2.2.5 Die Sorge um die Selbstentfaltung

Das Thema der Selbstentfaltung und -verwirklichung kann sich auf keine explizite psychopathologische Tradition berufen. Es wurde als gesonderte Kategorie aufgenommen, weil damit assoziierte Wertsysteme nach wissenschaftlichen Erkenntnissen als Gegensatz von Pflicht- und Selbstverwirklichungswerten eine zeit-, schicht- und kulturspezifische Ausprägung aufweisen (51, 70, 72), und vor allem in der psychiatrischen Tradition bei Untersuchungen zum Gestaltwandel zyklothymer Depressionen bereits die psychopathologische Bedeutung der in dieser Kategorie enthaltenen "Fähigkeiten zum Lebenserfolg und Lebensgenuß als eine Grundrichtung menschlichen Sorgens" (94, 95) nachgewiesen wurde. Nach unseren Ergebnissen ist diese psychopathologische Kategorie, die neben den angesprochenen Aspekten der Entfaltung und Verwirklichung eigener Fähigkeiten, Ziele und Wünsche und des Hedonismus auch die der Individualität, Freiheit und Unabhängigkeit enthält, in der Gegenwart häufig (fast zwei Drittel der höhergebildeten Patienten, ca. 20-40% aller deutscher Patienten) und zeigt ausgeprägte Zusammenhänge mit soziokulturellen Lebensformen. Die Thematisierung der Selbstentfaltung ist vor allem gebunden an die Schulbildung, selbstentfaltungsorientierte Werteinstellungen, Alter, sozioökonomische Entwicklung des Herkunftslandes und in geringerem Ausmaß an das Zeitalter. Wir interpretierten die Differenzen im Auftreten dieses Themas als Aktualisierung von schicht-, kultur- und zeitspezifischen Werthaltungen im Rahmen der Theorien zur Dichotomisierung von Plicht- und Selbstentfaltungswerten in modernen pluralistischen Gesellschaften. Es fanden sich zwar Zusammenhänge mit den traditionellen in der Depression aktualisierten Urängsten, unsere Ergebnisse der multivariaten Analyse des Gestaltwandels sprechen aber gegen eine gegenseitige Ablösung dieser Themen, so daß von einem zunehmenden inhaltlichen Komplexitätsgrad affektiver Psychosen in der Moderne ausgegangen werden muß, der unter dem Oberbegriff der Gestaltdiffusion zusammengefaßt wurde.

5.2.3 Die Frage nach den pathoplastisch wirksamen soziokulturellen Faktoren

Im wesentlichen wurden die als pathoplastisch wirksam erkannten soziokulturellen Lebensformen oder Faktoren bei der Besprechung der einzelnen depressiven Themen bereits erwähnt. Zusammengefaßt bestanden hermeneutisch-interpretativ faßbare Einflüsse a) der Zeitepoche auf Schuldgefühle, die Thematisierung des Leibes und mit Einschränkungen die Sorge um Selbstentfaltung, b) der Bildungsschicht auf die Sorge um Selbstentfaltung und die körperliche Klage, c) des Gastarbeiterstatus mit seinen soziokulturellen Implikationen auf Schuldgefühle, die Klage über körperliche Beschwerden und das Selbstverwirklichungsthema. Die einzelnen Faktoren waren in ihrem Einfluß nicht unabhängig voneinander, besonders die Bildung als ein möglicher Indikator der Sozialschicht beeinflußte die Zusammenhangsstruktur der beiden anderen soziokulturellen Lebensformen. Vor allem das Herkunftsland interagierte in den multivariaten Analysen auch mit psychopathologischen Formen, die für ein Kernsyndrom affektiver Psychosen in Frage kamen, ohne daß hier interpretativ ein Sinnzusammenhang hergestellt werden kann.

Über diese primär untersuchten Faktoren hinaus fanden wir Einflüsse von Geschlecht und Alter, zwei Faktoren, die nicht nur eine soziokulturelle, sondern auch eine biologisch-organische Perspektive aufweisen. Danach thematisierten Frauen seltener materielle Sicherheit und Insuffizienzideen und waren für die epochal gebundene Abnahme der Schuldgefühle entscheidend. Das Selbstentfaltungsthema war an jüngere Altersgruppen gebunden. Interpretativ konnte eine Parallele zu früher konstatierten Differenzen soziokultureller Werthaltungen und -entwicklungen bei verschiedenen Geschlechtsrollen und Altersstufen hergestellt werden.

6. Ausblick auf die klinische und theoretische Bedeutung

"Darüber hinaus sollte sich gerade der Psychiater bemühen, grundlegende Probleme der Gegenwart zu kennen und zu erkennen, um sich diese Erkenntnisse nutzbar zu machen. Er muß um die seiner Zeit immanenten Probleme wissen, denn er wird sie, unter Umständen in besonderer Weise verdichtet oder verzerrt, bei seinen Patienten wiederfinden" (96). Die Untersuchungen sind eine empirische Bestätigung dieser Richtlinie psychiatrischen Handelns, dehnen diese Forderung von dem Wissen um die Zeit dazu noch auf das Wissen um die soziokulturelle Differenziertheit moderner Gesellschaften aus. In der Absenz biologischer Marker ist die psychiatrische Diagnostik der affektiven Störungen nach wie vor darauf angewiesen, hinter den Variationen inhaltlicher Darstellungen, wie sie vom Patienten als Beschwerde vorgetragen werden, die gleichbleibende und diagnostisch wegweisende allgemeine melancholische Struktur zu erkennen. Vor allem darin ist die klinische Relevanz dieser Untersuchung zu sehen, in dem Nachweis dieser Variationen vor dem Hintergrund eines gleichbleibenden Kernsyndroms. Nur die Kenntnis möglicher Themen kann die vorschnelle inhaltsbezogene diagnostische Fehlzuordnung vermeiden und die vor allem in der Psychotherapie fatale Verwechslung des Inhalts depressiven Klagens mit der Ursache depressiver Symptome. Die vielen psychiatrischen Krankheitsentitäten eigene Besonderheit aufgrund der komplexen Anlage-Umwelt-Interaktion vom Untersucher ein konstantes Überdenken der Krankheitsgrenzen und Definitionen, vor allem der inhaltsbezogenen, zu fordern, sollte dabei nicht, wie in neueren diagnostischen Systemen und deren Einfluß auf die Klinik teilweise geschehen, zu einer Aufgabe differenzierter Betrachtungsweise affektiver Syndrome führen, sondern, wie in dieser Untersuchung demonstriert, zu einer genauen Charakterisierung wechselnder oder konstanter Inhalte und Symptome.

Besondere klinische Relevanz beanspruchen dabei vor allem zwei Ergebnisse der Untersuchung. Einmal sollte der Nachweis einer ausgesprochenen soziokulturellen "Reaktivität" depressiver Themen, gedacht ist hier vor allem auch an das Selbstverwirklichungsthema, zur Vorsicht mahnen, differentialdiagnostische Abgrenzungen an Hand solcher Inhalte vorzunehmen. Dies wird dadurch unterstrichen, daß einerseits in modernen Diagnosesystemen wie dem DSM-III-R (26) Schuldgefühle als differentialdiagnostisches Kriterium der Melancholie aufgeführt werden und andererseits Themen zum Bereich Hedonismus und Selbstentfaltung Bestandteil psychodynamischer Interpretationen von Depressionen und Ihrer Ätiologie bzw. Psychotherapie sind. Wenn wir im Rahmen des epochalen Gestaltwandels von einer Gestaltdiffusion der endogenen Depression gesprochen haben, so gilt dies auch zumindest inhaltlich für die Abgrenzung verschiedener Depressionsformen. Andererseits werden mit dem Nachweis eines melancholischen Kernsyndroms aufgrund der psychopathologischen Form Möglichkeiten gegeben, weiterhin Melancholien, ob leicht oder schwer, einzugrenzen und entsprechend zu charakterisieren. Gerade in diesem Kernsyndrom liegt auch die Grundlage biologisch-organischer Forschung, da gerade diese invarianten Strukturmerkmale affektiver Psychosen als biologisch verursacht und pharmakotherapeutisch beeinflußbar postuliert werden können. Für die Psychotherapieforschung sind die Implikationen noch weitreichender: Sie muß sich abkehren von ihrer individualistischen Perspektive, nach der in vielen Psychotherapieschulen das Thema der Depression den Fokus der Intervention bestimmt und Kausalzusammenhänge zumindest attribuiert werden. Stattdessen muß ein Bewußtsein dafür entstehen, daß depressive Themen das Individuum auch transzendieren und oft ein trügerischer Schlüssel zum individuellen Verständnis der Depression sein können. Dies erfordert ein Überdenken von Techniken, vor allem aber ein Denken an Nebenwirkungen, wenn ein „Problem" einem Patienten in der Therapie als das seine erst intruiert wird und die Narben setzt, die zu heilen beabsichtigt sind, obwohl das Thema nur eine mit der Depression vergängliche Ausdrucksform gewesen wäre der depressiven Gefährdung einer dem jeweiligen soziokulturellen Milieu entstammten und gesunden Werteverwirklichung.

Ein zweiter wesentlicher Gesichtspunkt von unmittelbarer klinischer Bedeutung sind die Befunde bei Gastarbeitern. Auch hier wurden vor allem in Form der Somatisierung und Thematisierung von körperlichen Beschwerden Befunde bei affektiven Psychosen nachgewiesen, die, wie im Literaturüberblick gezeigt, häufig zur Diagnose psychosomatischer oder psychoreaktiver Störungen führen. Auch hier gilt, daß eine rein inhaltliche Charakterisierung affektiver Störungen nicht genügen kann, sondern die klinische therapierelevante Zuordnung aufgrund zusätzlich bestehender Symptome wie denen der Antriebshemmung oder vegetativen Störungen erfolgen muß.

Zukünftige psychopathologische Forschung sollte nach dem Gesagten zwei Richtungen gleichzeitig verfolgen, einerseits die ständig zu erneuernde Charakterisierung psychopathologischer Variationen bei affektiven Psychosen oder Melancholien in ihrem soziokulturellen Umfeld, andererseits die entgegengesetzte Charakterisierung invarianter Kernstrukturen, die Ansatzpunkt operationalisierter Diagnosesysteme und biologischer Ursachenforschung sein müssen.

Anhang

Der Erhebungsbogen

Untersuchungsnummer:
Patientennummer:

A Soziodemographische Daten
  1. Geschlecht:
     männlich = 1
     weiblich = 2
  2. Alter:_____
  3. Aufnahmejahr:_____
  4. Nationalität:
     deutsch = 1
     griechisch = 2
     italienisch = 3
     jugoslawisch = 4
     türkisch = 5
     sonstige = 6 _____
  5. Aufgewachsen in:
     1-6
  6. Jahre in Deutschland:_____
  7. Konfession:
     evangelisch = 1
     katholisch = 2
     griech.-orthodox = 3
     islamisch = 4
     sonstige = 5 _____
  8. Familienstand:
     ledig = 1
     verheiratet = 2
     geschieden/getrennt = 3
     verwitwet = 4
  9. Schulausbildung:
     Hauptschule = 1
     Mittelschule = 2
     Gymnasium = 3
  10. Berufsausbildung:
     keine = 1
     Lehre = 2
     Fachschule = 3
     Hochschule   =   4

11. Beruf:
   Landwirt = 1
   Akad. freier Beruf = 2
   Selbständig
      bis 9 Mitarbeiter = 3
      über 9 Mitarbeiter = 4
   Arbeiter/Angestellter
      einfache Tätigkeit = 5
      selbständige Tätigkeit = 6
      verantwortungsvolle
      Tätigkeit = 7
   Hausfrau/mann = 8
   in Ausbildung = 9

B Psychopathologische Daten
   vorhanden = 1
   nicht vorhanden = 2

1. Depressive Verstimmung:
2. Antriebsminderung:
3. Antriebshemmung:
4. Angst:
5. Panik:
6. Vegetative Störungen:
7. Leibgefühlsstörungen:
8. Hysterie:
9. Wahn:
10. Schuldwahn:
11. Verarmungswahn:
12. Hypochondrischer Wahn:
13. Minderwertigkeitswahn:
14. Schuldgefühle:
   mit den Inhalten
15. Familie:
16. Beruf:
17. Religion:
18. Sexualität:
19. Ethik und Gesetz:
20. Krankheitsvorwurf:
21. Strafvorstellungen:
22. Verarmungsgefühle:
23. Klage über körperliche Beschwerden:
24. mit Hypochondrie:
25. Insuffizienzgefühle:
26. Sorge um Selbstentfaltung:

C Diagnosebezogene Daten
  ja = 1
  nein = 2

1. Affektive Psychose:
    ICD-9:_____
    DSM-III-R:_____
    Wiener Forschungskriterien:_____
2. Weitere psychiatrische Diagnosen
    Wenn ja:_____
3. Organische Begleiterkrankungen
    Wenn ja:_____
4. Erstmanifestation
    Wenn nein: 19..
5. Stationäre Erstbehandlung
    Wenn nein: 19..

Erprobung des Erhebungsbogens an 50 Patienten mit affektiven Störungen. Vergleich der Ergebnisse der Befragung durch 2 unabhängige Untersucher und der Inhaltsanalyse der dazugehörigen Krankengeschichten

	Symptom vorhanden		
	Untersucher 1 n (%)	Untersucher 2 n (%)	Krankengeschichten n (%)
Depressive Verstimmung	45 (90,0)	45 (90,0)	45 (90,0)
Antriebsminderung	47 (94,0)	47 (94,0)	45 (90,0)
Antriebshemmung	38 (76,0)	37 (74,0)	33 (66,0)
Angst	25 (50,0)	24 (48,0)	20 (40,0)
Panik	17 (34,0)	15 (30,0)	12 (24,0)
vegetative Störungen	30 (60,0)	28 (56,0)	24 (48,0)
Leibgefühlsstörungen	25 (50,0)	23 (46,0)	20 (40,0)
Hysterie	5 (10,0)	3 (6,0)	1 (2,0)
Wahn	4 (8,0)	4 (8,0)	4 (8,0)
Schuld	2 (4,0)	2 (4,0)	2 (4,0)
Verarmung	1 (2,0)	1 (2,0)	1 (2,0)
Hypochondrie	1 (2,0)	1 (2,0)	1 (2,0)
Minderwertigkeit	1 (2,0)	1 (2,0)	1 (2,0)
Schuldgefühle	15 (30,0)	13 (26,0)	11 (22,0)
Strafvorstellungen	3 (6,0)	3 (6,0)	2 (4,0)
Verarmungsgefühle	10 (20,0)	10 (20,0)	8 (4,0)
Klagen über körperliche Beschwerden	30 (60,0)	29 (58,0)	27 (54,0)
Hypochondrie	8 (16,0)	8 (16,0)	8 (16,0)
Insuffizienzgefühle	38 (76,0)	39 (78,0)	35 (70,0)
Selbstentfaltung	37 (74,0)	34 (68,0)	32 (64,0)

Der Einstellungsfragebogen

Wählen und unterstreichen Sie bitte bei allen 4 Fragen die 2 Aussagen, die für Sie am ehesten zutreffen.

1. Im Berufsleben ist wichtig:
   A Pflichtbewußtsein
   B Interesse
   C Fleiß
   D Spaß an der Arbeit

2. Erziehungsziele für ein Kind sind:
   A Selbständigkeit und freier Wille
   B Anpassung und Pflichterfüllung
   C Genußfähigkeit und Selbstbewußtsein
   D Hilfsbereitschaft und Ehrlichkeit

3. Welche Eigenschaften treffen auf Menschen zu, die Sie besonders schätzen?
   A charakterfest und verläßlich
   B lebensfroh und genießerisch
   C ausgeglichen und höflich
   D aktiv und selbstsicher

4. Erstrebenswerte Lebensziele sind:
   A Ein Leben nach eigenem Geschmack führen
   B Ein Leben in finanziellem Wohlstand führen
   C Ein aktives und anregendes Leben führen
   D Ein sicheres und zufriedenes Leben in der Familie führen

Anmerkung: "Selbstentfaltungsitems" sind: 1 B, 1 D, 2 A, 2 C, 3 B, 3 D, 4 A, 4 C. Alle anderen Items sind "Pflichtitems". Ein Selbstentfaltungsindex" berechnet sich nach dem Schema: 0-2 gewählte Selbstentfaltungsitems = Pflichttyp, 3-5 gewählte Selbstentfaltungsitems = Pflicht-/Selbstentfaltungsmischtyp, 6-8 gewählte Selbstentfaltungsitems = Selbstentfaltungstyp. Die Items wurden, teilweise modifiziert, ersetzt und ergänzt, entnommen aus 51, 70, 72, 146 im Literaturverzeichnis.

Der Einstellungsfragebogen - Untersuchungsergebnisse an 50 gesunden Kontrollpersonen (25 Hauptschule/25 Gymnasium)

n (%)	Hauptschule n=25	Gymnasium n=25	Gesamt n=50
"Pflichttyp"	13 (52,0)	3 (12,0)	16 (32,0)
"Mischtyp"	10 (40,0)	13 (52,0)	23 (46,0)
"Selbstentfaltungstyp"	2 (8,0)	9 (36,0)	11 (22,0)

Anmerkung: Zur Definition der Typen vergleiche Anmerkung Abbildung 2/Anhang

LITERATURVERZEICHNIS

1. **Agresti, E.**: Studio delle varianti cliniche dei termi e dei contenuti in epoche diversi. Riv. pat. nerv. ment. 80: 845 (1959).

2. **Ahrens, S.**: Die psychosomatische Persönlichkeitsstruktur - Faktum oder Fiktion. Fortschr. Neurol. Psychiat. 51: 409-426 (1983).

3. **Angst, J.**: Die larvierte Depression in transkultureller Sicht; in Kielholz, Die larvierte Depression. (Bern, Huber, 1973).

4. **Angst, J.**: Begriff der affektiven Psychosen; in Kisker, Lauter, Meyer, Müller, Strömgren, Psychiatrie der Gegenwart, 3. Aufl., Band 5, pp. 1-50 (Springer, Berlin, Heidelberg, New York, Tokyo, 1987).

5. **Angst, J.**: Epidemiologie der affektiven Psychosen; in Kisker, Lauter, Meyer, Müller, Strömgren, Psychiatrie der Gegenwart, 3. Aufl., Band 5, pp. 51-68 (Springer, Berlin, Heidelberg, New York, Tokyo, 1987).

6. **Angst, J.**: Verlauf der affektiven Psychosen; in Kisker, Lauter, Meyer, Müller, Strömgren, Psychiatrie der Gegenwart, 3. Aufl., Band 5, pp. 115-133 (Springer, Berlin, Heidelberg, New York, Tokyo, 1987).

7. **Arbeitsgemeinschaft** für Methodik und Dokumentation in der Psychiatrie (AMDP): Manual zur Dokumentation psychischer Befunde; 3. Aufl. (Springer, Berlin, Heidelberg, New York, 1979).

8. **Armitage, P.; Berry, G.**: Statistical methods in medical research, 2nd ed. (Blackwell, Oxford, 1987).

9. **Baeyer, W. von**: Zur Statistik und Form der abnormen Erlebnisreaktion in der Gegenwart. Nervenarzt 29: 402-408 (1948).

10. **Basoglu, M.**: Symptomatology of depressive disorder in Turkey. Journal of Affektive Disorders 6: 317-330 (1984).

11. **Benkert, H.**; Floru, L.; Freistein, H.: Psychische Störungen bei ausländischen Arbeitnehmern, die zur stationären Behandlung in die Psychiatrische Klinik eingewiesen wurden. Nervenarzt 45: 76-87 (1974).

12. **Beyme, K. von**: Theorie der Politik im 20. Jahrhundert. (Suhrkamp, Frankfurt/M., 1991).

13. **Berner, P.**: Diagnostic criteria for schizophrenic and affective psychoses. (American Psychiatric Press, Washington, 1983).

14. **Binder, J.**; Simoes, M.: Sozialpsychiatrie der Gastarbeiter. Fortschr. Neurol. Psychiat. 46: 342-359 (1978).

15. **Bleuler, M.**: Lehrbuch der Psychiatrie, 15. Auflage. (Springer, Berlin, Heidelberg, New York, Tokyo, 1983).

16. **Boehnke, K.**; Merkens, H.; Schmidt, F.; Bergs, D.: Ausländer und Wertewandel. Kölner Zeitschrift für Soziologie und Sozialpsychologie 39: 330-346 (1987).

17. **Böker, W.**: Psychiatrie der Gastarbeiter; in Kisker, Meyer, Müller, Strömgren, Psychiatrie der Gegenwart, 2. Aufl., Band III, pp 429-466 (Springer, Berlin, Heidelberg, New York, Tokyo, 1975).

18. **Bourdieu, P.**: Die feinen Unterschiede. (Suhrkamp,Frankfurt a. M., 1987)

19. **Bron, B.**; Wetter-Parasie, J.: Erscheinungswandel der endogenen Depression im höheren Lebensalter. Fortschr. Neurol. Psychiat. 57: 228-237 (1989).

20. **Burklin, W.**: Wertwandel oder zyklische Wertaktualisierung? in Luthe, Meulemann, Wertewandel-Fakten oder Fiktion, pp. 193-294 (Campus, Frankfurt 1988).

21. **Bundesanstalt für Arbeit:** Die Entwicklung der Beschäftigung vom 30.06.1974 bis 30.06.1989. Amtliche Nachrichten der Bundesanstalt für Arbeit 10: 1447-1460 (1990).

22. **CIPS Collegium Internationale Psychiatriae Scalarum:** Internationale Skalen für Psychiatrie. (Beltz, Weinheim, 1986).

23. **Crandell, D.L.**; Dokrenwend, B.P.: Some relations among psychiatric symptoms, organic illness, and social class. Am J Psychiatry 9: 188-193 (1967).

24. **Derogatis, L.R.**: Social class and race as mediator variables in neurotic symptomatology. Arch. Gen. Psychiatry 24: 454-464 (1971).

25. **Diagnoseschlüssel und Glossar psychiatrischer Krankheiten,** 9. Revision; 5. Aufl. (ICD-9). (Springer, Berlin, Heidelberg, New York, 1980).

26. **Diagnostische Kriterien und Differentialdiagnosen** des diagnostischen und statistischen Manuals psychischer Störungen DSM-III-R. (Beltz, Weinheim, Basel, 1989).

27. **Escobar, J.**: Cross-cultural aspects of the somatization trait. Hosp. Comm. Psychiat. 38: 174-180 (1987).

28. **Durkheim, E.**: Der Selbstmord. (Luchterhand, Neuwied, 1973).

29. **Eagles, J.M.:** Delusional depressive in-patients. Br J Psychiatry 143: 558-563 (1983).

30. **Ebert, D.:** Psychopathologie und Verlauf leichter affektiver Psychosen. Fundamenta Psychiatrica 4: 119-123 (1990).

31. **Ebert, D.:** Alterations of drive in differential diagnosis of mild depressive disorders. Psychopathology 25:23-28 (1992).

31a. **Ebert, D.:** Psychiatrie-Systematisch. (Uni-Med, Bremen, 1999).

32. **Fähndrich, E.**; Stieglitz, R.D.: Leitfaden zur Erfassung des psychopathologischen Befundes. (Springer, Berlin, Heidelberg, New York, London, Paris, Tokyo, 1989).

33. **Faltin, I.:** Norm-Milieu-Politische Kultur. (DVV, Wiesbaden, 1990).

34. **Floru, L.:** Transkulturelle Aspekte der klinisch-psychiatrischen Bilder ausländischer Arbeitnehmer und deren Bedeutung für die nervenärztliche Praxis. Confinia psychiat. 19: 193-206 (1975).

35. **Freedmann, L.Z.**; Hollingshead, A.B.: Neurosis and social class. Am J Psychiatry 113: 769-775 (1971).

36. **Freud, S.:** Gesammelte Werke, Studienausgabe. (Fischer, Frankfurt, 1982).

37. **Frießem, D.H.:** Psychiatrische und psychosomatische Erkrankungen ausländischer Arbeiter in der BRD. Psychiatrie Neurol. med. Psychol. 26: 78-90 (1974).

38. **Glatzel, J.**; Lungershausen, E.: Zur Frage der Residualsyndrome nach thymoleptisch behandelten cyclothymen Depressionen. Arch. Psychiat. Nervkrankh. 210: 437 (1968).

39. **Glatzel, J.:** Leibgefühlsstörungen bei endogenen Psychosen; in Kranz, Schizophrenie und Zyklothymie, pp. 163-176 (Thieme, Stuttgart, 1969).

40. **Glatzel, J.:** Die endogene Depression. (Thieme, Stuttgart, 1973).

41. **Glatzel, J.:** Gestaltwandel psychiatrischer Krankheitsbilder. (Schattauer, Stuttgart, New York, 1973).

42. **Griesinger, W.:** Die Pathologie und Therapie der psychischen Krankheiten. (Wreden, Braunschweig, 1867).

43. **Häfner, H.:** Die existentielle Depression. Arch. Psychiat. Z. Neur. 191: 351 (1954).

44. **Häfner, H.**; Moschek, G.; Ozek, M.: Psychische Störungen bei türkischen Gastarbeitern. Nervenarzt 48: 268-275 (1977).

45. Häfner, H.: Psychiatrische Morbidität von Gastarbeitern in Mannheim. Nervenarzt 51: 672-683 (1980).

46. Häfner, H.; Veiel, H.: Epidemiologische Untersuchungen zu Angst und Depression; in Helmchen, Linden, Die Differenzierung von Angst und Depression, pp. 65-74 (Springer, Berlin, Heidelberg, 1986).

47. Häfner, H.: Perspektiven psychiatrischer Forschung 1990, Teil 1. Fundamenta Psychiatrica 5: 68-75 (1991).

48. Haferkamp, H.: Sozialstruktur und Kultur. (Suhrkamp, Frankfurt/M, 1990).

49. Hamilton, M: A rating scale for Depression. J. Neurol. Neurosurg. Psychiat. 23: 56-62 (1960).

50. Herbert, W.: Wertewandel in den 80er Jahren; in Luthe, Meulemann, Wertewandel - Fakten oder Fiktion, pp. 140-160 (Campus, Frankfurt, 1988).

51. Hillmann, K.H.: Wertewandel - Zur Frage soziokultureller Voraussetzungen alternativer Lebensformen, 2. Aufl. (Wiss. Buchges., Darmstadt, 1989).

52. Hoff, H.: Das veränderte Erscheinungsbild der Melancholie. Wien. klin. Wschr. 68: 730-734 (1956).

53. Hole, G.: Der Glaube bei Depressiven. (Enke, Stuttgart, 1977).

54. Hollingshead, A.B.; Redlich, F.C.: Social class and mental illness. (Wiley, New York 1958).

55. Hradil, S.: Sozialstrukturanalyse in einer fortgeschrittenen Gesellschaft. (Leske, Opladen, 1987).

56. Huber, G.: Symptomwandel der Psychosen und Pharmakopsychiatrie. (Thieme, Stuttgart, 1967).

57. Huber, G.: Die Bedeutung von Karl Jaspers für die Psychiatrie der Gegenwart. Nervenarzt 55: 1-9 (1984).

58. Huber, G.: Psychiatrie. (Schattauer, Stuttgart, New York, 1987).

59. Inglehart, R.: The silent revolution. (University Press, Princeton, 1977).

60. Inglehart, R.: Culture shift in advanced industrial society. (University Press, Princeton, 1990).

61. **Internationale Klassifikation psychischer Störungen:** ICD-10, Kapitel V, 1. Aufl. (Huber, Bern, Göttingen, Toronto, 1991).

62. **Janz H.W.**: Zur Diagnostik und ambulanten Therapie depressiver Verstimmungen. Neue Z. ärztl. Fortbild. 49: 935 (1960).

63. **Janzarik, W.**: Der lebensgeschichtliche und persönlichkeitseigene Hintergrund des cyklothymen Verarmungswahns. Arch. Psychiatr. Z. Neur. 195: 219-234 (1956).

64. **Janzarik, W.**: Die zyklothyme Schuldthematik und das individuelle Wertgefüge. Schweiz. Arch. Neurol. Psychiat. 80: 173-208 (1957).

65. **Janzarik, W.**: Die hypochondrischen Inhalte der cyklothymen Depression in ihren Beziehungen zum Krankheitstyp und zur Persönlichkeit. Arch. Psychiatr. Z. Neur. 195: 351-372 (1957).

66. **Jaspers, K.**: Allgemeine Psychopathologie; 9. unveränderte Aufl. (Springer, Berlin, Heidelberg, New York, 1973).

67. **Katschnig, H.**; Simhandl, C.: New developments in the classification and diagnosis of functional mental disorders. Psychopathology 19: 219-235 (1986).

68. **Keel, P.**; Calachini, C.: Chronische Rückenschmerzen bei Gastarbeitern aus Mittelmeerländern im Vergleich zu Patienten aus Mitteleuropa: demographische und psychosoziale Aspekte. Schweiz. Med. Wschr. 119: 22-31 (1989).

69. **Kimura, B.**: Phänomenologie des Schulderlebens in einer vergleichenden psychiatrischen Sicht; in Petrilowitsch, Beiträge zur vergleichenden Psychiatrie; Teil II, pp. 54-65 (Karger, Basel, 1967).

70. **Klages, H.**: Wertorientierungen im Wandel. (Campus, Frankfurt/M, New York, 1984).

71. **Kleinman, A.M.**; Good, B.: Culture and Depression. (Unvi. Cal. Press, Berkeley, 1985).

72. **Kmieciak, P.**: Wertstrukturen und Wertewandel in der Bundesrepublik Deutschland. (Schwartz, Göttingen, 1976).

73. **Kohlberg, L.**: Stage and sequence: The cognitive-developmental approach to socialization; in Goslin, Handbook of socialization theory and research, pp. 347-480 (UP, Chicago, 1969).

74. **Klitzing, K. von:** Risiken und Formen psychischer Störungen bei ausländischen Arbeiterkindern. (Beltz, Weinheim, 1983).

75. **Kraepelin, E.:** Vergleichende Psychiatrie. Centralbl. Nervenheilk. Psychiatr. 27: 433-437 (1904).

76. **Kraepelin, E.:** Lehrbuch der Psychiatrie, 8. Auflage. Das manisch-depressive Irresein, III. Band (Barth, Leipzig, 1913).

77. **Kranz, H.:** Das Thema des Wahns im Wandel der Zeit. Fortschr. Neurol. Psychiatr. 23: 58-72 (1955).

78. **Kranz, H.:** Der Begriff des Autismus und die endogenen Psychosen: in Kranz, Psychopathologie heute. (Thieme, Stuttgart, 1962).

79. **Kraus, A.:** Sozialverhalten und Psychose Manisch-Depressiver. (Enke, Stuttgart, 1977).

80. **Kraus, A.:** Der melancholische Wahn in identitätstheoretischer Sicht; in Blankenburg, Wahn und Perspektivität, pp. 68-80 (Enke, Stuttgart, 1991).

81. **Kromrey, H.:** Empirische Sozialforschung, 4. Aufl. (Leske, Opladen, 1990).

82. **Kuhs, H.**; Tölle, R.: Symptomatik der affektiven Psychosen; in Kisker, Lauter, Meyer, Müller, Strömgren, Psychiatrie der Gegenwart, 3. Aufl., Band 5, pp. 69-115 (Springer, Berlin, Heidelberg, New York, Tokyo, 1987).

83. **Kuhs, H.:** Depression und Angst. (Springer, Berlin, Heidelberg, New York, London, Paris, Tokyo, Hongkong, 1990).

84. **Lange, J.:** Das manisch-depressive Irresein; in Bumke, Handbuch der Geisteskrankheiten, Bd IV, pp. 1-231 (Springer, Berlin, 1928).

85. **Lauter, H.**; Schön, W.: Über den Gestaltwandel der Melancholie. Arch. Psychiatr. Z. Neur. 209: 290-306 (1967).

86. **Lazaridis, K.:** Psychiatrische Erkrankungen bei ausländischen Männern. Hospitalisationsinzidenz. Medizin Mensch Gesellschaft 13: 21-28 (1988).

87. **Leff, J.:** Psychiatry around the globe: A transcultural view. (Marcel Dekker, New York, Basel, 1981).

88. **Lenz, H.:** Wandelbares und Bleibendes im Bild der Depression. Wien. Z. Nervenheilk. 18: 321-356 (1961).

89. **Lenz, H.:** Vergleichende Psychiatrie. (Mandrich, Wien, 1964).

90. **Lenz, H.:** Themenwahl in der Psychopathologie. Wien. Z. Nervenheilk. 2: 286-296 (1967).

91. **Lenz, H.:** Die Depression auf dem soziokulturellen Hintergrund. Ärztliche Praxis 102: 3-6 (1969).

92. **Lungershausen, E.:** Über akut beginnende cyclothyme Depressionen. Arch. Psychiat. Nervenkr. 206: 718-722 (1965).

93. **Lungershausen, E.:** Leiden und Fordern. Dtsch. Ärzteblatt 65: 1059 (1968).

94. **Lungershausen, E.:** Überlegungen zum Problem des Gestaltwandels zyklothymer Depressionen; in Glatzel, Gestaltwandel psychiatrischer Krankheitsbilder, pp. 179-193 (Schattauer, Stuttgart, 1973).

95. **Lungershausen, E.:** Trauer, Schwermut und Depression; in Daun, Lungershausen, Witkowski, Das depressive Syndrom, pp. 9-16 (Stürtz, Würzburg, 1983).

96. **Lungershausen, E.:** Angst als psychiatrisches Problem. (Palm u. Enke, Erlangen, 1985).

97. **Lungershausen, E.:** Die Bedeutung von H.J. Weitbrecht für die heutige Forschung auf dem Gebiet der Zyklothymie; in Huber, Zyklothymie - offene Fragen, pp 10-17 (pmi Verlag, Frankfurt/M, 1986).

98. **Lungershausen, E.:** Probleme der Diagnostik bei affektiven Psychosen; in Lungershausen, Kaschka, Witkowski, Affektive Psychosen, pp. 196-199 (Schattauer, Stuttgart, New York, 1990).

99. **Maslow, A.:** Motivation and personality. (UP, New York, 1954).

100. **Mirdal, G.M.:** The condition of tightness: the somatic complaints of Turkish migrant women. Acta psychiatr. scand. 71: 287- 96 (1985).

101. **Müller-Suur, H.:** Verschiedenheit des Sichselbstverstehens bei psychotischen Kranken. Nervenarzt 57: 349-353 (1986).

102. **Münch, R.:** Die Struktur der Moderne. (Suhrkamp, Frankfurt/M., 1984).

103. **Murphey, H. B. M.:** Kulturelle Aspekte des Wahns; in Pfeiffer, Schoene, Psychopathologie im Kulturvergleich, pp. 85-101 (Enke, Stuttgart, 1980).

104. **Murphey, H. B. M.:** Comparative Psychiatry. (Springer, Berlin, Heidelberg, New York, 1982).

105. **Murphey, J. M.:** Trends in depression and anxiety: men and women. Acta Psychiatr. Scand. 73: 113-127 (1986).

106. Neidhardt, F.; Lepsius, M.R.; Weiß, J.: Kultur und Gesellschaft. (Westdeutscher Verlag, Opladen, 1986).

107. Nemiak, J. C.; Sifneos, P. E.: Affect and fantasy in patients with psychosomatic disorders; in Hill, Modern trends in psychosomatic medicin (Butterworth, London, 1970).

108. Oldemeyer, E.: Zum Problem der Umwertung von Werten; in Klages, Kmieciak, Wertwandel und gesellschaftlicher Wandel, pp. 597-617 (Campus, Frankfurt/M., New York, 1979).

109. Orelli, A. von: Der Wandel des Inhaltes der depressiven Ideen bei der reinen Melancholie unter besonderer Berücksichtigung der Versündigungsideen. Schweiz. Arch. Neurol. Psychiatr. 73: 217-287 (1954).

110. Pauleikoff, B.: Gestaltwandel der Psychosen. Med. Klin. 53: 1971-1972 (1958).

111. Petrilowitsch, N.; Baer, R.: Zyklothymie (1964-1969). Fortschr. Neurol. Psychiatr. 38: 601-692 (1970).

112. Peters, K. H.: Wörterbuch der Psychiatrie und medizinischen Psychologie, 4. Aufl. (Urban und Schwarzenberg, MUnchen, Wien, Baltimore, 1990).

113. Pfeiffer, W. M.: Transkulturelle Psychiatrie. (Thieme, Stuttgart, 1971).

114. Pfeiffer, W. M.: Depression in kulturvergleichender Sicht; in Lungershausen, Kaschka, Witkowski, Affektive Psychosen, pp. 35-39 (Schattauer, Stuttgart, New York, 1990).

115. Pichot, P.: Der Kern der affektiven Psychosen aus heutiger Sicht. Endogene oder bipolare Psychosen? in Lungershausen, Kaschka, Witkowski, Affektive Psychosen, pp. 3-10 (Schattauer, Stuttgart, New York, 1990).

116. Poeck K.: Hypochondrische Entwurzelungsdepressionen bei italienischen Arbeitern in Deutschland. Dtsch. Med. Wschr. 87: 1419-24 (1962).

117. Poustka, F.: Psychiatrische Störungen bei Kindern ausländischer Arbeitnehmer. (Enke, Stuttgart, 1984).

118. Priori, R.: Anthropologische und kulturelle Einflüsse auf die Ausgestaltung der endogenen Depression; in Petrilowitsch, Beiträge zur vergleichenden Psychiatrie, Teil II, pp. 38-53 (Karger, Basel, 1967).

119. Rad, M. von: Alexithymie. (Springer, Berlin, Heidelberg, New York, 1983).

120. Richter, K.: Psychologische Probleme und neurologisch-psychiatrische Erkrankungen der Gastarbeiter. Therapiewoche 8: 228-234 (1967).

121. Riedesser, R.: Psychische Störungen bei ausländischen Arbeitern in der Bundesrepublik Deutschland. Med. Klin. 70: 954-959 (1975).

122. Rosarius, W.: Viktor von Weizsäckers Pathosophie. (Thieme, Stuttgart, New York, 1991).

123. Sartorius, N.; Davidian, H; Ernberg, G.; Fenton, F. R.; Fujii, I.; Gastpar, M.; Gulbinat, W.; Jablensky, A.; Kielholz, P.; Lehmann, H. E.; Naraghi, M.; Shimizu, M.; Sinfuku, N.; Takahashi, R.: Depressive disorders in different cultures. (WHO, Genf, 1983).

124. Sartorius, N.: Cross-cultural research on depression. Psychopathology 19: 6-11 (1986).

125. Sattes, H.: Die hypochondrische Depression. (Marhold, Halle, 1955).

126. Schäfers, B.: Gesellschaftlicher Wandel in Deutschland, 5. Aufl. (Enke, Stuttgart, 1990).

127. Scharfetter, C.: Allgemeine Psychopathologie, 2. Aufl. (Thieme, Stuttgart, 1985).

128. Schmidt-Degenhardt, M.: Melancholie und Depression. (Kohlhammer, Stuttgart, Berlin, Köln, Mainz, 1983).

129. Schneider, K.: Versuch über die Arten der Verständlichkeit. Z. Neur. 75: 323 (1922).

130. Schneider, K.: Die Aufdeckung des Daseins durch die cyclothyme Depression. Nervenarzt 21: 193-194 (1950).

131. Schneider, K.: Kinische Psychopathologie, 8. Auflage. (Thieme, Stuttgart, 1967).

132. Schön, W.: Über Stilwandlungen der endogenen Depression. Med. Diss., München (1967).

132a. Schulze, G.: Die Erlebnisgesellschaft. Campus, Frankfurt, 1992).

133. Schwab, J. J.; Bialow, M. R.; Brown, J. M.; Holzer, C. E.; Stevenson, B. F.: Sociocultural aspects of depression in medical inpatients. Arch. Gen. Psychiatry 17: 539-543 (1967).

134. Simpson, E.: A holistic approach to moral development and behavior; in Lickona, Moral development and behavior, pp. 159-170 (UPP, New York, 1976).

135. **Singer, K.:** Depressive disorders from a transcultural perspective. Soc. Sci. Med. 9: 289-301 (1975).

136. **Störring, G. E.:** Zum Problem des Werterlebens in psychiatrischer Sicht. (Nordwestdeutsche Universitätsgesellschaft, Wilhelmshaven, 1968).

137. **Straube, G.:** Die Inhalte endogener Depressionen in Beziehung zur soziologischen Struktur der Bevölkerung. Med. Diss., Münster (1956).

138. **Taschev, T.:** Zur Psychopathologie der Melancholie im Blick auf den modernen Menschen. Psychiatrie Neurol. med. Psychol. 20: 184 (1968).

139. **Tellenbach, H.:** Melancholie, 2. Auflage. (Springer, Berlin, Heidelberg, New York, 1974).

140. **Terwey, M.:** Der Allbus 1988: Die neue "Allgemeine Bevölkerungsumfrage der Sozialwissenschaften" vorgestellt mit einem Analysebeispiel zum Einstellungswandel gegenüber Gastarbeitern. Z A Information 24: 37-49 (1989).

141. **Thomas, A.:** Sozialisationsprobleme im Akkulturationsprozeß; in Trommsdorff, Sozialisation im Kulturvergleich; pp. 174-195 (Enke, Stuttgart, 1989).

142. **Tilli, K.:** Psychosomatische Erkrankungen türkischer Frauen in der Bundesrepublik Deutschland; in Söllner, Wesiack, Wurm, Sozialpsychosomatik, pp. 222-228 (Springer, Berlin, Heidelberg, New York, London, Paris, Tokyo, Hongkong, 1989).

143. **Tölle, R.:** Psychiatrie, 7. Auflage. (Springer, Berlin, Heidelberg, New York, Tokyo, 1985).

144. **Tölle, R.;** Peikert, A.; Rieke, A.: Persönlichkeitsstörungen bei Melancholiekranken. Nervenarzt 58: 227-236 (1987).

145. **Tölle, R.;** Wefelmeyer, T.: Wahn bei Melancholie; in Olbrich, Halluzinationen und Wahn. (Springer, Berlin, Heidelberg, New York, Tokyo, 1987).

146. **Trommsdorff, G.:** Sozialisation und Werthaltungen im Kulturvergleich; in Trommsdorff, Sozialisation im Kulturvergleich, pp 97-121 (Enke, Stuttgart, 1989).

147. **Weber, M.:** Gesammelte Aufsätze zur Religionssoziologie, Bd. III. (Mohr, Tübingen, 1920).

148. **Weitbrecht, H. J.:** Studie zur Psychopathologie krampfbehandelter Psychosen. (Thieme, Stuttgart, 1949).

149. Weitbrecht, H. J.: Zur Typologie depressiver Psychosen. Fortschr. Neurol. Psychiatr. 20: 247-269 (1952).

150. Weitbrecht, H. J.: Gestaltwandel der psychiatrischen Krankheitsbilder. Med. Klin. 13: 81-84 (1962).

151. Weitbrecht, H. J.: Psychiatrie im Grundriß. (Springer, Berlin, Göttingen, Heidelberg, 1963).

152. Weitbrecht, H. J.: Kompensierung und Dekompensierung bei endogenen Depressionen. Wanderversammlung südwestdeutscher Neurologen und Psychiater, Baden-Baden, 1968.

153. Weitbrecht, H. J.: Depressive und manische endogene Psychosen; in Kisker, Meyer, Müller, Strömgren, Psychiatrie der Gegenwart, 2. Aufl., Bd II/I, pp. 83-141 (Springer, Berlin, Heidelberg, New York, 1972).

154. Weizsäcker, V. von: Gesammelte Schriften. (Suhrkamp, Frankfurt/M., 1986).

155. Wittchen, H.; Semler, G.; Schramm, E.; Spengler, P.: Diagnostik psychischer Störungen mit strukturierten und standardisierten Interviews: Konzepte und Vorgehensweisen. Diagnostica 34: 58-84 (1988).

156. Zerssen, D. von, Koeller, D. M; Rey, E. R.: Die Befindlichkeitsskala ein einfaches Instrument zur Objektivierung von Befindlichkeitsstörungen, insbesondere im Rahmen von Längsschnittuntersuchungen. Arzneimittelforsch. 20: 915-918 (1970).

Druck: Strauss Offsetdruck, Mörlenbach
Verarbeitung: Schaumann, Darmstadt